DU DANGER

DES

INHUMATIONS PRÉCIPITÉES

ET

DES INCERTITUDES TOUCHANT L'ÉTAT DE LA MORT ABSOLUE

PAR

le Dr Frédéric BUCHHOLTZ

de Wissembourg

Auteur du *Guide élémentaire du Médecin praticien*
Éditeurs : Maison veuve Adrien Delahaye et Cie.
place de l'École de Médecine, Paris.

NANCY

IMPRIMERIE NANCÉIENNE, 1, RUE DE LA PÉPINIÈRE

1881.

PREFACE

Dans une République, le devoir de chaque citoyen : c'est de proposer toute mesure qu'il croit devoir être utile à ses concitoyens, à l'humanité ; au gouvernement à la mettre en exécution !

Le but de cette publication est de faire connaitre les dangers des inhumations précipitées et d'attirer l'attention publique sur le supplice affreux d'être enterré avant la mort réelle. Sachons donc enfin faire servir les fautes ; j'ose presque dire les crimes du passé et du présent à la sécurité de l'avenir, en n'oubliant jamais cette vérité — « que la mort n'est réelle que quand la putréfaction est bien évidente. »

La mesure que je réclame au nom de l'humanité, en m'adressant au gouvernement et à l'édilité des habitants de la capitale, est la seule propre sans contredit à nous affranchir pour toujours de l'incessante appréhension, de cette crainte d'être enterrés vivants ; malheur des plus terribles, des plus abominables, le plus horrible et indicible des tourments ! erreur constituant un assassinat inconscient de la société envers l'humanité et nous y sommes tous exposés ; aucun de nous peut se flatter d'entrer et de reposer paisiblement dans sa tombe !

C'est avec ces préoccupations que j'avais déjà en 1834 rédigé une petite brochure : *De la léthargie ou mort apparente,* que j'ai remise à cette époque à M. Henry Boulay de la Meurthe, que j'ai eu l'occasion de connaitre à l'ambulance du séminaire de Saint-Sulpice, dont il était le président lors du choléra-morbus, en 1832. Pendant cette épidémie, il m'avait pris en amitié, et à la fermeture de l'ambulance, recommandé à M. le doyen Orfila, par l'intermédiaire duquel, j'ai reçu, quoique jeune encore, une mission de M. le Ministre de l'Intérieur, dans le département de la Haute-Marne, où j'ai prodigué mes soins à plus de douze communes, pendant quatre mois; ce n'est qu'après la disparition complète de cette terrible maladie que je suis revenu à Paris.

A mon retour, j'ai continué à voir M. Boulay et comme il me témoignait beaucoup d'affection, je l'ai entretenu de mes appréhensions au sujet des enterrements précipités et il me promit de s'en occuper. Mais après un certain laps de temps, il me communiquait ses craintes de ne rien obtenir, ajoutant qu'on léserait beaucoup d'intérêts, surtout en ce qui concerne le clergé, l'église et l'administration des pompes funèbres ; il pensait qu'il faudrait attendre un moment plus favorable, et nous en sommes restés là.

En 1852, époque néfaste pour notre Patrie, comme mon manuscrit était resté entre ses mains, j'allai le trouver ; mais en sa qualité d'une espèce de second empereur, j'ai cru m'apercevoir qu'il croyait que je venais comme bien d'autres, en solliciteur. Je me hâtai de lui dire que je venais pour lui rappeler mon projet de Maisons mortuaires dans les cimetières, et comme il avait bien d'autres occupations je le priai de me rendre mon manuscrit, il me promit de me le faire remettre. Je patientai, il est mort, et je n'en ai plus jamais entendu parler depuis.

Si j'ai cru nécessaire de rappeler ce qui précède, et me concerne personnellement, c'est que plusieurs médecins ont depuis traité la question des inhumations précipitées ; mais malgré leurs efforts louables nous n'avons aujourd'hui encore rien en France de ce qu'on trouve depuis longtemps dans d'autres pays.

Est-ce témérité de ma part si, à soixante-quatorze ans, sans autre mobile que celui d'être utile à mes semblables, je réclame, au nom des nombreuses victimes de notre insouciance, que je crois voir errer autour de moi, si je sollicite, la seule chose que j'aie demandée de ma vie aux puissants de ma patrie, l'institution de Maisons mortuaires qui seront non seulement la Providence des morts-vivants, mais qui feront aussi qu'on voudra habiter Paris, rien que pour y mourir avec la certitude qu'on ne sera pas enterré vivant ; car il n'y a pas de crime social, ni de supplice plus horrible et de plus atroce que celui de faire survivre son prochain à son enterrement.

Aujourd'hui que nous avons enfin un gouvernement honnête et bien intentionné, je viens avec confiance lui soumettre mon projet, dont l'exécution sera la gloire éternelle de notre nouveau gouvernement, la République, sous laquelle la France, ma Patrie, sert de nouveau de phare à l'humanité.

Frédéric BUCHHOLTZ,

de Wissembourg.

P.-S. — Faut-il avouer qu'on a fait valoir la dépense que nécessiterait l'installation de maisons mortuaires pour excuser notre négligence jusqu'à ce jour ; mais je suis prêt à prouver que si on voulait, elle pourrait plutôt servir de source de revenu, et en tout cas, ce serait l'impôt dont les habitants se plaindraient probablement le moins. On pourrait mettre sur chaque feuille d'impositions une augmentation de vingt-cinq centimes et cela progressivement pour chaque cent francs que le contribuable aura à acquitter et je ne crois pas qu'on en rencontrera beaucoup qui se plaindront de cette augmentation, surtout quand l'utilité en sera démontrée.

F. B.

DU

DANGER DES INHUMATIONS PRÉCIPITÉES

ET DES INCERTITUDES

TOUCHANT L'ÉTAT DE LA MORT ABSOLUE

INTRODUCTION

> Qui tôt ensevelit, bien souvent assassine
> Et tel est cru défunt, qui n'en a que la mine.
> MOLIÈRE (Comédie de l'*Étourdi*).

De l'avis de l'éminent physiologiste, l'immortel Bichat, ce n'est que très rarement que l'homme cesse tout à coup d'exister; je crois même qu'il vit encore quelquefois plusieurs jours en quelque sorte d'une vie en dedans, pendant que la vie extérieure nous paraît définitivement l'avoir abandonné. En admettant cet état intermédiaire, il devient absolument indispensable de ne pas quitter nos morts dès qu'ils ont rendu le dernier soupir, comme on a l'habitude de s'exprimer, et d'attendre la cessation des phénomènes de la vie intérieure, c'est-à-dire, un commencement de décomposition de la matière organique, en un mot, la putréfaction, avant de procéder à l'enterrement de nos morts ; de là l'urgence, la nécessité de la création de Maisons mortuaires.

Il est impossible de définir la vie, ce fluide impondérable, inconnu et dont nous devons probablement ignorer toujours l'essence ; cette force subtile qui pénètre tout être organisé, n'étant appréciable que par ses phénomènes, se manifestant dans tous les corps organisés par des signes évidents ; mais y résidant aussi quelquefois dans un état latent, sans se trahir autrement que par la conservation de ce corps, état qu'on appelle sommeil léthargique, qui consiste dans la suspension des phénomènes vitaux. Dans cet état les fonctions de la vie extérieure paraissent anéanties, tandis que les fonctions organiques persistent encore ; la mort réelle, au contraire, se révèle par la décomposition graduelle, en un mot par la putréfaction. En l'absence de cette dernière, nous devons toujours craindre de confier à la terre un vivant.

Aussi voyons-nous que dès la plus haute antiquité et chez tous les peuples on s'est occupé des morts, c'est-à-dire de ce qui reste quand la vie paraît nous avoir abandonnés ; même chez des peuplades en quelque sorte primitives on découvre un sentiment de crainte, une appréhension d'un malheur, malheur le plus terrible qui puisse arriver à l'homme et dont aucun de nous, songeons-y tous, n'est exempt, je veux parler de l'état léthargique et de notre réveil au fond d'une fosse de cimetière.

Je crois donc qu'il est indispensable de répéter qu'en l'absence de la putréfaction et aussi longtemps qu'elle ne se manifeste pas, nous nous exposons à confier à la terre des vivants. Cette appréhension se manifeste et explique au penseur les différentes cérémonies dans les religions que les prêtres ont instituées, dans et pour ce qui constitue les cérémonies funéraires, pendant lesquelles il est arrivé que certains prétendus morts se sont réveillés de leur sommeil léthargique, — occasion dont le clergé dans tous les âges s'est empressé de profiter pour exploiter le commun des martyrs, en un mot, la douleur des parents, le sentiment d'affection pour celui qui se sépare de nous, pour rejoindre ceux qui nous ont précédés.

Il a même cherché souvent, si je ne me trompe à laisser croire que par sa soi-disant puissance divine, par ses prières dites en présence de la dépouille mortelle et de nos jours pendant une messe dite, (bien entendu payée), c'est lui qui fait ou que c'est au moins par son intermédiaire, que se font ces résurrections, dont le peuple dans certains moments a été par des hasards fortuits, le témoin, et qui en définitive n'étaient que des cas de léthargie, comme nous en voyons et nous en verrions encore bien plus fréquemment, si enfin, on se décidait à suivre les conseils d'un ami de l'humanité.

Mon principal but est donc d'éveiller l'attention publique sur les derniers moments de la vie, afin de faire connaître les mesures à prendre à l'égard des décédés, c'est-à-dire réputés tels ; faire réfléchir un instant à un des malheurs les plus terribles qui puisse arriver à l'homme, à ce moment fatal où notre corps doit être rendu à la terre ou livré au feu, enterré ou brûlé vif !

N'oublions donc pas, qu'entre la vie et la mort, on peut rencontrer cet état latent, qu'on appelle léthargie ou au moins cet état intermédiaire qui devrait nous empêcher de délaisser les morts aussitôt qu'on pense qu'ils ont rendu le dernier soupir, et qui fait croire à une mort définitive, dont un enterrement prématuré qui peut être suivi d'une résurrection dans la tombe ou sur le bûcher peut-être la conséquence; réveil dont les angoisses sont difficiles à décrire ! Dans tous les cas un des malheurs les plus affreux, une des situations les plus indescriptibles : se trouver entre quatre planches sous la terre, sans aucune espérance de revoir la lumière !

Sans parler des différentes manières de se séparer de ceux dont la putréfaction, seul signe infaillible, nous éloigne forcément ; nous trouvons chez les Égyptiens, l'embaumement ou la momification ; chez les Hébreux, les Grecs et les Romains, pour ne citer que ces grandes nations, l'incinération ou la crémation, alternant avec l'inhumation, qui de nos jours et chez presque tous les peuples est employée généralement, quoique ces inconvénients, surtout dans ces derniers temps, aient fait poser de nouveau la question de savoir, s'il ne serait pas préférable de revenir à l'incinération.

Entrevoyant toutes les difficultés qu'il peut y avoir à faire renoncer à un usage aussi ancien, à peu d'exceptions près, généralement admis, ce qui du reste, hâtons-nous de le dire, ne remédiera en rien à ce qui fait le principal objet qui me préoccupe, *les enterrements prématurés*, et qui doit préoccuper les administrations, concernant les lieux consacrés au repos de nos concitoyens, c'est-à-dire les cimetières ; il faut donc, et avant tout tenir compte du respect et du culte religieux pour les morts, de l'attachement extrême aux lieux où ils reposent, de l'importance attachée aux sépulcres ; il s'agit donc de ne modifier dans nos mœurs, que ce que l'expérience nous a montré, pouvant devenir des causes de maladies terribles, soit par le trop grand rapprochement des habitations, soit par leur position et leur aménagement, soit par la qualité et l'état des terrains, soit par le peu de profondeur des fosses, le mode d'ensevelissement et d'inhumation des cadavres.

A cette occasion, je ne peux me défendre de rappeler la question que s'est posée M. le docteur Amédée Latour, l'infatigable rédacteur en chef de l'*Union médicale* de Paris (*Union médicale* du 3 novembre 1868). « Tout le monde, dit-il, s'occupe de la question des cimetières, du moins, pour ce qui concerne ceux de Paris ; mais personne ne pense à se poser la question, bien simple pourtant : que ferons-nous des morts ? » — et j'ajouterai quelles précautions prendrons-nous, pour ne pas nuire aux vivants et avant tout pour prévenir les inhumations prématurées d'un être vivant, peut-être d'un des nôtres, même de nous-mêmes ; car nous ne pouvons pas assez répéter que ce sort terrible est réservé à tous, tant que nous n'aurons pas au moins des salles d'attente dans les campagnes et dans les villes des maisons mortuaires dans chaque cimetière, si imparfaites qu'elles soient installées.

Mettant en pratique le vieil adage : « Celui qui peut le plus peut le moins, je ne m'occuperai ici que de la ville de Paris. Faut-il le dire ? La capitale du plus riche pays du monde ne possède pas même ce qu'on trouve à Francfort, Mayence, Cologne, Munich, Berlin, etc ! J'admettrai comme définitif l'emplacement de Mery-sur-Oise, se reliant par un chemin de fer, qui y transportera du 1er avril au 30 septembre, tous les jours à 7 heures, à 11 heures, à 3 heures et à 6 heures du soir, les vivants et les morts ; et pendant le restant de la saison à 8 heures du matin, à midi et à 4 heures de l'après-midi, avec retour à Paris, trois heures après l'arrivée de chaque convoi.

De la maison mortuaire.

Ce bâtiment se composera d'une entrée principale, avec vestibule. A droite et à gauche des chapelles pour les différents cultes, communiquant chacune avec une ou plusieurs chambres « de tentatives de ranimation » et des pièces pour avoir sous la main les médicaments et appareils nécessaires, ainsi que cuisines et salles de bains, le tout convenablement éclairé, avec ventilateurs et chauffé, de quinze à dix-huit degrés de chaleur par des calorifères. Les bureaux ainsi que les logements du personnel attaché à l'administration auront vue sur l'extérieur, la campagne ; le reste du bâtiment donnant sur le cimetière sera construit sous forme de galeries circulaires, avec cellules séparées, également entretenues à une température de chambre de malade, pourvues de ventilateurs et de bouches de calorifères pour chaque compartiment.

L'une des galeries sera destinée aux hommes, l'autre aux femmes et enfants, où on exposera, aussitôt les cérémonies religieuses terminées, les cercueils découverts, avec les appareils appliqués convenablement pour qu'au moindre mouvement, le gardien-surveillant soit averti et puisse avertir aussitôt le médecin et ses aides pour secourir le malade.

Dans ce cas le malade sera aussitôt enlevé avec son cercueil et transporté avec toutes les précautions possibles dans la salle de ranimation pour procéder aux tentatives de résurrection.

Dès qu'on constatera des symptômes qui font naitre l'espoir d'une résurrection, le directeur fera avertir d'office un des plus proches parents qui pourra assister aux tentatives.

Par contre, aussitôt que le médecin constatera un commencement manifeste de putréfaction, il fera transporter le cadavre dans la salle des morts (salle qui doit, tout en faisant partie du bâtiment principal, être à l'écart); — fixera le jour et l'heure de l'enterrement et fera prévenir les plus proches parents pour pouvoir assister à la mise en terre.

Pour ce qui concerne les morts, sur lesquels on constatera des signes manifestes, évidents de décomposition, en arrivant à l'établissement, le médecin, après un examen minutieux, délivrera un permis d'enterrement immédiat, sans mise en cellule.

Dans tous les cas et pour toutes les inhumations, il sera tenu un registre sur lequel doivent être inscrits dans l'ordre de leur présentation, le folio, le numéro, le nom, le prénom et l'âge, le lieu de naissance et le pays d'origine, s'il s'agit d'un étranger, son état et son dernier domicile ; la maladie déclarée avec le nom et la demeure du médecin traitant ; le jour et l'heure du décès, la date et l'heure de son arrivée dans l'établissement, le temps qu'il y est resté en cellule et si on a eu recours à des tentatives de résurrection avec ou sans résultat et enfin le moment de son inhumation.

Le directeur ainsi que les médecins et leurs aides et tout le personnel attaché à l'établissement seront logés dans le bâtiment ci-dessus.

Mon but, en demandant l'institution de pareils établissements, n'est pas de rappeler un mort à la vie, mais d'empêcher un vivant d'être enterré comme mort. La création de maisons mortuaires doit servir avant tout à pouvoir garder les personnes réputées mortes aussi longtemps que la putréfaction n'est pas manifeste, évidente, et il y a des cas où il est impossible de garder les morts dans leur domicile, parce que la place est insuffisante et que cela ne se ferait qu'au détriment des vivants. Du reste les maisons mortuaires feraient découvrir beaucoup de crimes qui se commettent de nos jours et qui restent souvent impunis, faute de preuves.

A ceux qui me demanderont si, dans les établissements existants, on a des exemples de résurrection à citer, je répondrai que, selon moi, la question consiste bien moins de savoir si de pareilles institutions ont empêché, qu'à établir qu'elles peuvent empêcher les inhumations avant la mort certaine, absolue. Cela seul devrait suffire et justifier, que dis-je? rendre indispensable, l'établissement des institutions préventives ; l'utilité, la nécessité doivent se mesurer bien moins sur ce qu'elle a prévenu, que sur ce qu'elle est capable d'empêcher. Du reste, est-il permis de douter des cas nombreux de morts apparents, suivis ou non d'inhumation quand on compte sur une population de deux millions d'habitants dans une ville comme Paris, en chiffre rond, au moins quinze mille décès par an, donc trois cent mille, en vingt ans, parmi lesquels, quelques cas léthargiques ont été constatés, mais le plus grand nombre est resté méconnu ; car quelquefois la sensibilité, chez certains léthargiques, est si profondément abolie, que les stimulants les plus énergiques, même les moyens qui sont fréquemment employés avec succès, restent impuissants.

Ce n'est donc que par l'établissement de maisons mortuaires qu'on peut obtenir cette certitude d'une mort réelle, en se résignant à laisser à la nature le soin de nous faire connaître ce secret : état de vie, état de mort. L'art de ne pas confondre les vivants avec les morts, avouons-le, est encore à trouver, ou du moins a encore ses incertitudes et l'histoire de tous les temps nous révèle d'effrayants exemples du tribut de notre insouciance; c'est contre cette insouciance odieuse, impardonnable, c'est contre l'usage d'inhumer avec précipitation des malheureux que je m'élève de toutes mes forces !

Peut-on comprendre cette négligence qui fait qu'on ne pense nullement à nous préserver de cette mort cruelle, pendant qu'on étale un faste au moins inutile, pendant les funérailles ; sans s'assurer de la réalité de la mort pour éviter les suites horribles d'une méprise irrémédiable, d'une désastreuse erreur.

Je ne peux donc pas assez le répéter, le seul signe certain de la cessation de la vie, du moins avec nos connaissances actuelles, c'est la putréfaction, qui du reste peut être hâtive ou reculée, par des circonstances aussi nombreuses que variées. Il y a donc des cas où l'inhumation doit être faite le plus tôt possible après le décès et d'autres où elle doit être retardée par mesure de prudence et surtout dans l'intérêt d'un des nôtres. Winslow, qui lui-même a failli devenir deux fois dans sa vie la victime d'une erreur semblable ; Thiéry qui a insisté dans ses travaux sur les dangers de la léthargie et Bruhier qui cite dans son ouvrage 52 inhumations précipitées authentiques, 4 résurrections pendant l'autopsie, 35 résurrections spontanées et 72 provoquées par différents moyens, pour ne citer que ces autorités en cette matière, nous prouvent suffisamment que nous risquons tous malgré les connaissances de nos illustres savants, d'être ensevelis, même enterrés avant que nous ayons entièrement cessé de vivre.

Il est donc indispensable de construire dans chaque commune, près des églises ou des cimetières, selon l'importance des populations, une ou plusieurs salles d'attente, qui seraient destinées à recevoir provisoirement à l'issue de la cérémonie religieuse tous ceux qui sembleraient décédés, jusqu'au moment où la mort, confirmée par un commencement de putréfaction, permettrait de les inhumer en toute sécurité.

L'âge, le sexe, la constitution et le tempérament du sujet ; l'espèce et la nature de la maladie à laquelle on succombe ; la température et le milieu dans lequel on s'est trouvé placé ou forcé de vivre, l'état hygrométrique et électrique de l'atmosphère, l'état d'obésité ou de maigreur sont autant de circonstances qui peuvent avancer ou retarder les phénomènes de la décomposition.

Qu'on se figure l'instant où l'être que nous pleurons, rappelé à la vie par une dernière ressource, un dernier effort de la nature, se réveille et lutte contre les planches de son cercueil ! Quelle indescriptible horreur ! surtout si en ce moment le malheureux a assez de connaissance pour sentir et comprendre sa position. (Nous verrons dans ce qui suivra que certains léthargiques ressuscités à temps ont affirmé et racontent qu'ils ont entendu tout ce qui se disait et se passait autour d'eux.)

Faut-il, pour ne pas être livré au plus horrible des supplices, qu'une main prévoyante nous perce le cœur avant qu'on nous livre à la terre ? Mais c'est encore un assassinat inconscient qu'on commettrait en cas de léthargie ! Mais la crainte, — l'idée seule d'être enterré vivant, fait qu'on demande sous toutes les formes d'être mutilé, assassiné avant d'être confié à la terre pour ne pas s'exposer aux lentes et indescriptibles tortures d'une agonie qui, rien qu'à y penser, fait frémir ! Aussi voyons-nous les uns demander qu'on leur ouvre quelques gros vaisseaux, les autres qu'on leur plonge un poignard dans le cœur. Un pasteur recommande qu'on lui enfonce un clou dans le crâne ; une anglaise promet par testament à celui qui lui coupera la tête avant de la confier à la terre, la somme de cinquante guinées ; d'autres veulent être empoisonnés, saturés de substances vénéneuses. Mais par des procédés pareils, le but est totalement manqué ; ce n'est pas une mort violente, atroce, mais une véritable résurrection qu'on doit chercher.

Des mesures relatives aux autopsies.

Ici, il s'agit d'éviter la désolante alternative de sacrifier la science aux intérêts sacrés de l'humanité ou l'humanité à la science ; mais il me semble qu'une philanthropie éclairée doit facilement lever cette difficulté.

Les autopsies se pratiquent, en général, soit pour éclairer des cas de médecine légale, soit à la demande des familles pour certains motifs, soit sur les sujets morts dans les hôpitaux, dans l'intérêt de la science.

Il me semble inutile de parler des deux premières catégories, qui ne se pratiquent que pour la sécurité de la société et souvent dans l'intérêt des familles même. Quant à la troisième, la plus nombreuse et surtout la plus digne de la sollicitude de nos concitoyens, on est malheureusement forcé, dans l'intérêt même de l'humanité, de faire quelques exceptions.

L'anatomie pathologique, le flambeau de la thérapeutique, ne peut progresser qu'à la condition de pouvoir rechercher soit les causes, soit les modifications et surtout les traces de désorganisation, laissées à la suite des maladies. Un examen nécroscopique minutieux est donc souvent indispensable ; mais ce qui est encore plus indispensable, ce sont les sujets qui doivent servir pour l'instruction de nos futurs confrères, pour apprendre à connaître la structure du corps humain en disséquant dans nos amphithéâtres et en s'exerçant à pratiquer les différents procédés opératoires sur les cadavres.

Du reste, qu'on se tranquillise ; pendant les quarante

ans que j'ai fréquenté des maîtres, tels que Dupuytren, Lisfranc, Velpeau, Marjolin, Chomel, Louis, Andral, Fouquier, Trousseau, Rayer, etc., tous m'ont affirmé que pendant leurs longs services dans les hôpitaux, personne soi-disant mort à leur connaissance, n'est ressuscité. Mais malgré cela, je crois qu'il est prudent, ne serait-ce que par respect des malheureux et comme témoignage de la sollicitude de l'administration, que dans chaque hôpital soit installé un obitoire ou salle d'exposition en commun, dans laquelle se tiendra un veilleur et où seront déposés tous les corps pour être rendus aux familles qui viennent réclamer un des leurs ; et ce n'est qu'après douze heures d'exposition qu'ils seront transportés dans les pavillons à dissection où après une dernière constatation du médecin qui a traité le malade, il sera permis de s'en servir pour les études.

De la législation et règlements concernant les décès pour prévenir les inhumations précipitées.

Dès qu'une personne est réputée avoir rendu le dernier soupir, comme on a l'habitude de s'exprimer, la personne présente ou les parents sont tenus de prévenir le ou les médecins qui ont traité le malade pendant sa dernière maladie, à laquelle il est censé avoir succombé, pour qu'ils viennent examiner le sujet et constater son décès.

Avec cette attestation, où se trouveront relatés : le nom, le prénom, l'âge, le domicile, sa qualité et la ou les maladies auxquelles il a succombé et pour lesquelles on l'avait soigné, on se rendra avec deux témoins à la mairie de la circonscription pour faire la déclaration.

Après cette déclaration, on obtiendra de l'administration un cercueil, suivant la classe qu'on désire, mais qui devra en tous cas être enduit à l'intérieur d'une forte couche de goudron de houille, couverte d'une autre couche de tan et de sciure de bois. Les personnes préposées à l'ensevelissement y poseront le sujet enveloppé d'un simple drap et d'une couverture de laine ou de flanelle, d'une robe de chambre, puis on procédera aux funérailles avec toute la diligence possible et on transportera le sujet à la maison mortuaire, en ayant soin de ne pas fermer le couvercle du cercueil, ni gêner par aucun lien ou couverture trop pesante la personne prétendue décédée, en ayant en outre soin de soutenir la tête au moyen d'un fort oreiller, les yeux ouverts ainsi que la bouche et toutes les ouvertures naturelles. Le local où doit être gardé le sujet jusqu'à sa translation, sera autant que possible bien aéré et en hiver entretenu à une température de quinze à vingt degrés, absolument comme s'il n'était pas mort.

Quant au médecin de la famille qui a donné ses soins au malade, il sera tenu de faire parvenir au médecin de l'administration, à Méry-sur-Oise dans les vingt-quatre heures, l'historique abrégé de la dernière maladie, avec mention de son diagnostic, la durée de la maladie, le nombre de visites faites, avec la médication circonstanciée et surtout des prescriptions faites dans les derniers jours.

Quand on sera arrivé à destination, si les cérémonies religieuses n'ont pas encore eu lieu à Paris, on les fera en cas de demande des parents ou des personnes qui se sont chargées pour procéder à l'inhumation. On pourrait instituer trois classes : les deux premières payantes et la troisième sans frais ; mais tous les corps resteront exposés dans les mêmes conditions sous le rapport de la ventilation et des degrés de température (seize à vingt) de l'atmosphère suivant la saison, jusqu'à ce que le médecin ou les médecins attachés à l'établissement aient constaté un commencement de décomposition.

A la suite de cette constatation, le sujet sera transporté dans la salle des morts, le directeur de l'administration fixera le jour et l'heure de la levée du corps en prévenant les plus proches parents par lettres, pour qu'ils puissent assister à la mise en terre.

Pendant tout le temps que le corps restera à la maison mortuaire on prendra toutes les précautions de surveillance et on aura recours, au moindre indice de réveil, à tous les procédés mis en pratique dans des institutions semblables ou connus par la science.

Des veilleurs de jour et de nuit seront attachés à l'établissement pour informer le médecin et ses aides du moindre phénomène qui pourra faire croire à un restant de vie.

Dans ce cas le sujet sera aussitôt transporté dans la salle de ranimation où il y aura des cabinets de bains et des appareils de douches ; une pharmacie avec tout ce qui est nécessaire dans ces circonstances, plus une cuisine munie de tous les ustensiles pour préparer tout ce qui pourra devenir indispensable. De la glace, de l'eau froide, de l'eau bouillante, des sinapismes, et en général toute une installation pour avoir instantanément sous la main tous les moyens connus par l'expérience.

Si un commencement d'espoir de résurrection se manifeste, l'administration préviendra un des parents inscrits dans le journal où tout ce qui se passe dans l'établissement sera noté chaque jour avec une scrupuleuse exactitude, avec l'indication des personnes admises suivant la déclaration du bulletin de la mairie ; la série des convois, l'heure et la date de leur arrivée ; le temps de leur séjour dans les cellules ; les phénomènes observés ; le jour, l'heure et la durée des tentatives, s'il y avait lieu d'en faire, les moyens employés, avec ou sans succès, les résultats et si un ressucité sort de l'établissement, le personnel recevra en proportion des appointements attachés à sa charge, de fortes récompenses, soit pécuniaires, soit honorifiques du Gouvernement. (Je crois que de nos jours surtout, cela servira de fort stimulant.)

Backa de Véralamia a déjà défini la mort « une dette qu'on paye à la nature ; » mais dans la crainte que grâce à notre négligence et à notre insouciance impardonnable et incompréhensible, on ne force des malheureux à s'en acquitter avant le temps voulu, cherchons à fonder des maisons mortuaires où toute personne regardée comme morte, sera transportée aussitôt que les formalités exigées par les règlements administratifs seront remplies et où elle restera exposée sous l'œil de gardiens vigilants et dans des conditions hygiéniques, comme si elle n'était pas morte, jusqu'à constatation d'un commencement manifeste de décomposition ; la putréfaction, seul et unique signe de la mort réelle !

Des prétendus signes de la mort, tous prônés comme plus ou moins infaillibles et tous au moins insuffisants, niant la vie, mais ne prouvant pas la mort.

L'immobilité absolue.

Le refroidissement de toute la superficie de la peau et la perte absolue de calorique du corps.

La rigidité cadavérique et une sensation particulière qu'on éprouve en touchant le sujet.

L'absence, ou pour parler plus correctement, l'imperceptibilité de la respiration, constatée par l'auscultation, la présentation d'un miroir, d'une bougie allumée.

L'absence des bruits du cœur, constatée par l'auscultation et l'impossibilité de trouver le pouls par un examen minutieux des différentes artères.

Ce dernier phénomène révèle sans doute l'absence d'un des signes de la vie, mais non point infailliblement la présence de la mort consommée.

L'insensibilité et le défaut d'excitabilité du système nerveux à l'égard des stimulants extérieurs, comme brûlures à différents degrés par l'eau bouillante, la cire à cacheter, les vésicants. La flagellation avec des orties, l'arrachement de cheveux, de poils, mais surtout la surexcitation tactile des tissus érectils, comme le mamelon, le chatouillement au penis, au clitoris. Le fer chauffé à blanc, les piqûres, scarifications, incisions, ablations des doigts ou orteils, l'arrachement des ongles ; l'emploi des différents escarotiques, cautères, moxas, le galvanisme, l'électricité. L'irritation de la membrane pituitaire, la cavité boucale au moyen de la barbe d'une plume ; l'emploi de poudres sternutatoires, de tabac à priser ou d'autres poudres et liquides irritants, comme l'ammoniaque, etc.

La perte de la transparence de la cornée.

L'immobilité, la non dilatation de la pupille et l'insensibilité de l'iris à l'exposition d'une vive clarté.

La modification de la couleur et de la texture particulière de la peau, que j'attribue au défaut de la circulation lymphatique ; la stase du sang dans les parties les plus déclives.

Le relâchement du sphincter de l'anus, du col de la vessie, mais qu'on observe journellement chez des malades où la prostration est extrême et qui guérissent cependant souvent.

Enfin l'odeur fétide, *sui generis*, et les taches cadavériques ! Quel médecin un peu attentif n'a pas constaté des exhalaisons et des phlyctènes chez ses malades, qui lui faisaient craindre, il est vrai, une issue funeste, mais qui était loin d'être irrévocable.

Des différentes maladies qui peuvent prédisposer, occasionner ou simuler la léthargie.

CAUSES PRÉDISPOSANTES

Les constitutions nerveuses. — Les convulsions en général. — L'hystérie. — L'épilepsie. — La catalepsie. — L'éclampsie. — Le tétanos. — L'asthme. — L'angine de poitrine.

CAUSES OCCASIONNELLES, DÉTERMINANTES

Les passions violentes et certaines affections physiques ou morales. — La joie. — La tristesse. — La peur. — La frayeur. — La colère. — La terreur. — L'indigestion. — L'épuisement. — L'inanition. — La syncope. — Les pertes de sang à la suite d'opérations chirurgicales, d'hémorrhagies utérines. — La parencentèse et d'autres déblétions brusques. — Les narcotiques en général. — Les exhalaisons de certaines fleurs, surtout pendant la nuit, en chambre close, comme : le magnolia, le muguet, le lilas, le réséda, la violette et autres fleurs à odeur forte.

CAUSES ASPHYXIANTES

L'asphyxie des nouveau-nés, occasionnée le plus souvent par la compression du cordon ombilical ou une congestion vers le cerveau. — L'asphyxie par suffocation en se noyant. — L'asphyxie par strangulation, pendaison ou étranglement par une cause, soit externe, soit interne. — L'asphyxie par aspiration de gaz non respirables, délétères ; comme l'hydrogène arsénié ou sulfuré, certaines fermentations. — L'asphyxie par le charbon, dans un puits, dans des mines, dans des réunions d'un trop grand nombre de personnes dans un espace donné ou un air corrompu, comme exhalaisons des fosses d'aisances, des égouts, d'émanations des tombes, etc. — L'asphyxie par manque ou raréfaction de l'air, par la foudre, le froid.

De la médication et des moyens à employer dans les salles de ranimation.

L'air pur, une température convenable : selon les indications, froide ou chaude.

Les aspersions avec de l'eau glacée, surtout en saccades à de courts intervalles ; les bains de pieds avec de l'eau chaude, au sel, à la moutarde ; les bains chauds simples ou composés ; les bains de sable, de cendres, etc., et des bains de neige pour les sujets raidis par le froid.

Les frictions avec de la flanelle chauffée, aromatisée, irritante, principalement aux extrémités, à la partie interne des mains et des bras, des cuisses et à la plante des pieds ; le long de la colonne vertébrale, de la région du cœur et sur la poitrine ainsi qu'au bas-ventre, quelquefois avec des brosses plus ou moins rudes sur toute la superficie du corps.

La saignée, les ventouses de Junot ou de simples ventouses sèches, scarifiées. Les sinapismes et vésicatoires et en général tout ce qui peut irriter la périphérie du corps, comme les brûlures avec de l'eau bouillante ou de l'huile, la cire à cacheter, les caustiques ; les moxas, le fer chauffé à blanc à la plante des pieds, à l'intérieur des mains et le long de la colonne vertébrale.

Les différentes médications ammoniacales avec l'alcali volatil.

Les lavements avec du vinaigre, de la fumée de tabac, purgatifs ou avec de l'émétique.

Les insufflations d'air de bouche à bouche ou au moyen du soufflet.

Les douches et irrigations en général et dans l'asphyxie des enfants nouveau-nés, surtout les douches sur le creux de l'estomac et la poitrine avec de l'eau froide pendant qu'on plonge le restant du corps dans un bain chaud.

L'électricité et le galvanisme.

Les stimulants et irritants du système nerveux. — Le chatouillement des muqueuses, la titillation du larynx et en général tout ce qui peut impressionner fortement l'odorat : les poudres sternutatoires, l'ammoniaque, l'ognon frais, l'ail, le raifort haché, le tabac à priser en insufflation ; la vue : une forte clarté, ou bien mettre dans chaque angle des yeux un grain de chenevis et pendant qu'on observe le sujet, un peu de poudre de moutarde ; l'ouïe : la conclamation, la musique, le son d'une cloche, appeler le sujet par son nom ou le nom d'un ami, etc. ; le bruit du tam-tam, d'une trompette ; le goût : les substances sapides, styptiques, toucher la langue et le voile du palais avec des solutions amères ; la teinture d'aloës, de coloquintes, etc. ; le toucher : l'excitation de la peau, surtout de la plante des pieds, frapper dans la paume des mains, la flagellation avec des orties ; les frictions avec la brosse, des liniments irritants, ammoniacaux ; le chatouillement du mamelon et en général des tissus érectils, comme le gland du penis, le clitoris. L'électricité, le galvanisme, l'instrument du Dr Josat, fabriqué par M. Luër, place de l'Ecole de Médecine.

Objets qui doivent se trouver dans la salle de ranimation, à la pharmacie, à la salle de bains et dans la cuisine.

Un lit complet ;

Des tables garnies de matelas ;

Des chaises cannelées ;
Une pendule ;
Des baromètres et thermomètres ;
Une trompette ;
Des brosses et des gants pour frictions ;
Des couvertures et serviettes en flanelle ;
Des éponges en différentes grandeurs ;
Des lancettes et des ventouses ;
Une trousse complète et des rasoirs ;
Une lampe à esprit de vin, des bougies et de la cire à cacheter ;
Des sondes œsophagiennes et autres ;
Des soufflets pour insuffler de l'air ;
Des irrigateurs et seringues à lavements pour faire des injections et porter la fumée de tabac dans les intestins ;
Des appareils pour douches chaudes et froides ;
Des appareils électriques ;
Des fers de différentes formes pour cautères actuels et des fers à repasser, des bouilloirs ;
Des moxas préparés, des vésicatoires et des bandes en diachylum gommé ;
De la toile, des compresses de différentes grandeurs, des bandes en toile et en flanelle, de la charpie ;
De l'alcali volatil ;
De l'alcool à différents degrés ;
De l'éther sulfurique ;
De la liqueur d'Hoffmann ;
Du vinaigre radical ;
De l'eau de Cologne ;
Quelques huiles volatiles et du croton tiglium ;
Du vin généreux ;
De l'eau distillée, de l'eau de menthe, de cannelle, de mélisse des carmes, d'oranges ;
Des fleurs d'arnica, de sureau, de tilleul, de camomilles, des feuilles d'orangers ;
Des teintures de castoreum, d'assa fœtida, de cannelle, de coloquinte, d'aloès ;
De l'acide acétique ;
De la poudre de moutarde, des cantharides et des emplâtres cantharidés ;

Du tabac à fumer pour lavements et du tabac à priser pour insuffler ;

Du nitrate d'argent cristallisé et d'autres caustiques ;

Des feuilles de séné et des sels purgatifs ;

Des petits paquets préparés d'avance de cinq et dix centigrammes de tartre stibié.

HISTOIRE DE MORTS APPARENTS

L'histoire et la science ont enregistré des cas empreints d'un tel caractère de véracité, que les méprises relatives aux morts apparents sont, de nos jours, l'effroi trop justifié de toutes les classes de la société, et l'objet de préoccupations de tous les amis de l'humanité.

Sans remonter plus haut dans l'histoire pour rapporter des cas de résurrections que les Grecs appelaient des hystéroptomes et qu'ils consacraient solennellement comme une deuxième vie, ne citons que Pline qui, dans son histoire de la nature (Livre VII, chap. 53), fait mention de quelques hommes revenus à la vie au moment où on les livrait aux flammes.

Pline cite entre autres (et Valère Maxime le confirme) que le consul romain :

1. — Acilius Aviola et le préteur

2. — Lucius Lamia, réputés morts par leurs parents et par les médecins, qui avaient été exposés pendant quelque temps chez eux et placés ensuite sur le bûcher; que là les flammes les avaient rappelés à la vie, mais trop tard pour qu'on pût les sauver et ils étaient morts misérablement tout en implorant du secours. Valère cite encore :

3. — Cajus Ælius Tubero, qui donna des signes de vie assez à temps, pour éviter le même sort. Le même raconte encore une histoire d'une romaine enceinte, qui devint mère pendant les funérailles et ajoute que plusieurs femmes à sa connaissance se réveillèrent également, alors qu'on se disposait à mettre le feu au bûcher, d'autres au milieu des flammes.

Platon, à son tour, nous apprend dans sa République, qu'un Arménien eut le malheur de se réveiller trop tard sur le bûcher où on l'avait placé pour le brûler ; et Plutarque parle d'un individu tombé sur la tête et qu'on croyait mort ; mais qui revenait à lui au bout de trois jours au moment où on allait lui rendre les derniers honneurs.

4. — Histoire de l'Empereur Zénon.

Qui ne connait l'histoire de l'Empereur Zénon, dit l'Ysaurien, fameux ivrogne, sujet à des attaques d'épilepsie, qui tomba pendant un accès dans un état de mort apparente, et fut enterré vivant. Il poussa dans son cercueil des gémissements lamentables, mais la peur de ceux qui le gardaient, les empêchait de venir à son secours. Peu de temps après on ouvrit sa tombe et on trouvait le malheureux souverain qui, dans son désespoir, s'était déchiré les bras pour étancher sa soif avec son propre sang.

5. — Histoire d'un gentilhomme et du célèbre anatomiste Andréas Vésale.

Peut-on lire sans frissonner l'histoire d'Andréas Vésale, le plus célèbre anatomiste de son siècle et premier médecin de Charles V, empereur d'Allemagne et de Philippe II, roi d'Espagne, qui faisait l'autopsie d'un gentilhomme ; ce dernier se réveilla de sa mort apparente, au premier coup de scalpel, mais mourut des suites de sa blessure.

6. — Histoire du cardinal Espinosa.

Mentionnons encore celle du cardinal Espinosa, premier ministre du roi Philippe II qui, après une courte maladie, tomba en syncope pendant laquelle on le crut mort. En l'ouvrant pour l'embaumer et à peine les poumons furent-ils mis à nu, que l'on vit battre son cœur, et le malheureux revenu à lui-même, posséda encore assez de force pour diriger la main vers le scalpel du chirurgien ; encore une fois il était trop tard, le coup mortel avait été frappé.

7. — Histoire d'une jeune fille de Ferrare.

Amatus Lusitanus rapporte l'histoire d'une jeune fille de Ferrare que tout le monde croyait morte d'apoplexie. Sa mère qui la chérissait ardemment s'opposait à son inhumation et sa tendresse fut récompensée par le retour de la malade à la vie, le troisième jour de la mort apparente.

8. — Histoire d'un apoplectique.

Zacutus Lusitanus cite un individu frappé d'apoplexie depuis vingt-quatre heures, dont le corps déjà froid fut placé dans un cercueil et déposé à terre jusqu'à la cérémonie funèbre. Quelques heures après, pendant qu'on le transportait au cimetière, on entendit un bruit sourd dans le cercueil ; il fut ouvert et des soins éclairés rappelaient le malade à la vie.

9. — Histoire de la baronne d'Arenfeld.

Un des plus riches habitants de la Suède, M. Hildenbrandt, possédait dans ce pays les forges de Bystadt. Sa fille, mariée au baron d'Arenfeld, désirant faire ses couches à la maison de campagne de ses parents, s'y installa ; mais elle mourut épuisée de fatigue, avant d'accoucher. La mort cependant ne fut qu'apparente ; car elle était simplement tombée dans une syncope continue sans manifester le moindre sentiment. La croyant morte on l'ensevelissait et on la déposait dans le caveau de famille près du maître-autel. Pendant la nuit, avec le retour de la conscience et de la sensibilité, étaient aussi revenues les douleurs de la parturition. Elle accoucha d'un enfant bien portant dans son cercueil sans avoir quelqu'un près d'elle pour la secourir. Dans son désespoir elle avait repoussé le couvercle de la bière, mais malgré ses cris et lamentations, elle resta ainsi que son enfant dans le plus cruel abandon. Le bedeau de l'église qui demeurait tout près, avait bien entendu ses cris, mais lui et les siens s'étaient enfuis, épouvantés et la pauvre mère et l'enfant n'avaient trouvé que dans la mort, le terme de leurs souffrances.

10. — Histoire du chirurgien Chevalier. Quinte, quatorze et le point.

Qui ne connait l'histoire de M. Chevalier, chirurgien de Paris, attaqué d'une affection sporeuse, ne donnant plus aucun signe de sensibilité, se réveilla pendant que ses amis étaient réunis dans sa maison pour assister à ses funérailles; lorsqu'un de ses amis le connaissant pour un passionné joueur de piquet s'avisait de lui crier, sous forme de plaisanterie dans l'oreille avant de fermer le cercueil. Quinte, quatorze et le point! Et à l'instant même le prétendu trépassé, sortant de sa léthargie, se redressa, disant: j'ai perdu!

11. — Histoire du comte de Salm dans l'église de l'Abbaye de Haute-Seille.

Henry, comte de Salm, fut enterré vivant. Déposé dans l'église de l'Abbaye de Haute-Seille, des personnes entendirent de grands cris pendant la nuit et lorsqu'on ouvrit le lendemain son tombeau, on trouva le corps renversé sur le ventre, tandis qu'il avait été placé sur le dos, les mains jointes.

12. — Histoire d'un religieux de l'Ordre de Saint-François.

M. Bernard, maître chirurgien de Paris, atteste qu'étant avec son père à la paroisse de Réol, on tira de son tombeau un religieux de l'Ordre de Saint-François, lequel était inhumé depuis quelques jours ; il s'était rongé les chairs autour de la ligature qui lui assujettissait les mains.

13. — Histoire d'une jeune fille d'Augsbourg racontée par le Dr Crafft.

Le Dr Crafft raconte qu'une jeune fille d'Augsbourg, après un accès hystérique et qu'on croyait morte, fut enterrée dans un caveau de famille. Au bout de quelques années, lorsqu'on ouvrit le caveau, on trouva l'infortunée sur les degrés, près de l'ouverture, s'étant rongé les doigts.

14. — Histoire d'un jeune Napolitain.

P. Zacchias, célèbre médecin d'Innocent X, cite un jeune Napolitain qui, attaqué par la peste, fut porté à l'hôpital du Saint-Esprit, à Rome, où il tomba dans une syncope si entière que les médecins déclaraient qu'il était mort ; mais pendant qu'on le transportait au delà du Tibre, il donna quelques signes de vie et il fut ramené à l'hôpital. Deux jours après, il retomba dans une nouvelle syncope et fut encore regardé comme mort ; mais, averti de son premier accès de léthargie, on l'observait et il revint de nouveau à l'existence, se rétablit et vécut encore beaucoup d'années sous les yeux de ce médecin.

15. — Histoire d'un religieux et d'une jeune fille.

Un religieux étant en voyage et ayant reçu asile dans une hôtellerie où on venait d'ensevelir une jeune fille, s'offrit pour passer la nuit, près d'elle, pour la veiller et prier. L'idée lui vint de la découvrir et de l'examiner. Sa beauté l'enflamma, et il satisfit brutalement ses désirs. Le lendemain, il partit. Cependant, la morte, pendant qu'on la transportait au cimetière, ressuscita, et fut rapportée à la maison, où elle accoucha neuf mois après d'un enfant. On peut penser quel fut son étonnement et celui de ses parents.

16. — Histoire de deux habitants de Saint-Pétersbourg.

Deux hommes de Saint-Pétersbourg, après avoir été amis intimes, finirent par avoir l'un pour l'autre une haine irréconciliable. Le domestique de l'un mourut subitement et fut enterré dans l'espace de vingt-quatre heures. L'autre pour exercer une vengeance, résolut de faire circuler le bruit que son ancien ami avait assassiné son domestique, et pour donner à son infâme calomnie une apparence de vérité, il fit, avec l'aide de quelques complices familiers, exhumer le cadavre dans l'intention de lui infliger quelques marques de violences. Ils se rendirent donc pendant la nuit au cimetière, on sortit le corps de son cercueil, le fit tenir debout afin de pouvoir le bien fouetter ; mais après quelques coups de knout, le mort, au grand étonnement de ces scélérats, se ranima et tout le monde de se sauver de frayeur. Le ressuscité, de son côté, reprit peu à peu connaissance, retourna à la maison de son maître, qui crut voir en lui un fantôme. Il lui raconta ce qu'il pouvait se rappeler, ses sens ne l'avaient pas tout à fait abandonné, bien qu'il lui fût impossible de faire un mouvement ou de dire un mot, avant d'avoir reçu les coups de knout. Son réveil fit découvrir, avorter et punir ce projet infernal.

17. — Histoire d'une jeune fille et d'un apprenti menuisier.

Une jeune fille de dix-huit ans venait de mourir. L'apprenti menuisier ayant égaré la mesure du cercueil, pour ne pas encourir les reproches de son maître, en donna approximativement une autre, d'après laquelle on confectionna une bière beaucoup trop courte pour y faire entrer la personne réputée morte. Le jour de l'enterrement, le maître menuisier rentra tout colère chez lui, disant à sa femme que le cercueil n'était pas assez long pour y coucher la jeune fille, et qu'il croyait que les ensevelisseurs seraient obligés de lui casser les jambes pour la faire entrer dans son cercueil ; mais quelle fut sa surprise quand il apprit que précisément ces violences avaient occasionné le réveil de la jeune personne, plongée dans un sommeil léthargique.

18. — Histoire d'un matelot à bord du vaisseau de guerre l'*Adair*.

A bord du vaisseau de guerre *l'Adair*, pendant qu'il croisait en 1785 le long de la côte d'Amérique, mourut un matelot qu'on allait descendre dans la mer après l'avoir cousu, suivant l'usage, dans une grosse toile. L'opération était sur le point d'être terminée, quand par maladresse, l'homme chargé de cette besogne, enfonça son aiguille courbe dont il se servait, dans le nez du soi-disant décédé. Revenu à lui par la douleur, à l'instant même il se démena tellement que son camarade effrayé se sauva, laissant l'aiguille dans le nez. Quelques soins rétablirent le ressuscité en peu de temps.

19. — Histoire d'une femme accouchée par le Dr Rigaudeaux.

L'histoire suivante doit surtout attirer l'attention des accoucheurs et sages-femmes. Rigaudeaux, célèbre médecin, est appelé à cinq heures du matin pour accoucher une femme aux environs de Douai. Il ne peut s'y rendre qu'à huit heures et demie. A son arrivée, on lui dit que la malade est morte depuis deux heures. Les douleurs de l'enfantement avaient commencé la veille vers quatre heures ; pendant la nuit la violence des douleurs lui avait causé des faiblesses et même de violentes convulsions et, vers six heures du matin, un état spasmodique des plus intenses avait anéanti ce qui restait de forces à cette malheureuse. Elle était déjà ensevelie. Rigaudeaux, prudent et consciencieux médecin, demande à la voir. Il lui tâte le pouls, palpe le cœur sans découvrir le moindre signe de vie ; il présente un miroir à la bouche, la glace n'est pas ternie. Une heureuse inspiration l'engage à examiner l'état de la matrice ; l'orifice de cet organe est dilaté, la poche des eaux n'est pas rompue, il la déchire ; il sent la tête dans une bonne position : il peut introduire le doigt dans la bouche de l'enfant, qui ne donne pas le moindre signe de vie ; il va chercher les pieds et termine l'accouchement par la version. Il confie l'enfant à des femmes qui s'empressent de le réchauffer et de le frotter avec du vin chaud. Après trois heures d'efforts inutiles on allait l'abandonner, lorsqu'une des personnes présentes, s'écrie qu'elle lui a vu ouvrir la bouche. On redouble d'efforts et peu de temps après, l'enfant jette des cris aussi forts que s'il fût né dans les conditions ordinaires. Encouragé par cet heureux événement, Rigaudeaux revient près de la mère, il lui ôte l'appareil funèbre, il la croit comme à son arrivée, perdue ; cependant il est surpris de voir que sept heures après la mort, les membres conservent encore toute leur souplesse. Forcé de repartir pour Douai, il recommande de ne pas procéder à l'inhumation tant que les extrémités ne seront point raidiés, enjoignant de lui frapper par intervalles dans le creux de la main, de lui frotter les extrémités et de brosser la plante des pieds, en aspergeant par moment le visage avec du vinaigre, tout en la tenant chaudement dans son lit, jusqu'à son retour. Deux heures de soins ressuscitèrent cette femme, et le 10 août 1748, la mère et l'enfant étaient tous les deux en vie, mais la mère était restée paralytique.

20. — Histoire d'une autre femme par le même Rigaudeaux.

Le même praticien raconte qu'un jour il fut demandé pour pratiquer, de concert avec un de ses confrères, l'opération césarienne dans l'espoir de sauver au moins l'enfant d'une femme qu'on lui disait morte depuis sept heures. En l'examinant attentivement, il lui paraissait sentir quelques faibles pulsations au cordon ombilical ; sans désemparer, il se mit à faire la version et amena un enfant vivant et bien portant, et la mère, sortant de sa léthargie, se rétablissait également promptement pour vivre encore beaucoup d'années.

21. — Histoire de François Civille, gentilhomme normand.

Qui ne connaît l'histoire de François Civille, gentilhomme normand, qui, du temps de Charles IX, se qualifiait dans ses actes, de trois fois mort, trois fois enseveli, trois fois ressuscité par la grâce de Dieu.

22. — Histoire de la femme du tailleur Strausen.

La femme du tailleur Strausen de Rostock, âgée de 58 ans, tomba malade et eut une fièvre si violente que plusieurs jours après elle mourut, du moins en apparence. On l'ôta de son lit, on la lava et on lui mit un livre sous le menton, afin de maintenir sa bouche fermée, puis on la laissa seule. Le lendemain matin la domestique entra dans sa chambre pour ouvrir les fenêtres et renouveler l'air ; mais au moment où elle allait sortir, la femme supposée morte se redressa en l'appelant par son nom. La domestique se sauva en poussant de grands cris d'effroi. Le mari et quelques personnes de la maison accoururent et enlevèrent cette femme de la planche sur laquelle, selon la coutume du pays, elle avait passé la nuit sans couverture. Se plaignant du froid, on la transporta dans un lit bien bassiné ; elle se rétablit promptement au moyen de quelques cordiaux et vécut encore de longues années.

23. — Histoire d'un M. Bunting, précepteur de M. de Schwingen.

Un M. Bunting, précepteur de M. de Schwingen, étant tombé gravement malade, mourut en apparence et fut enterré. Ce malheureux aurait pu être sauvé, car la conscience et les mouvements lui étaient revenus pendant qu'on le portait au cimetière. En effet, durant le trajet, quelques personnes crurent avoir entendu un bruit provenant du cercueil ; mais on n'y fit pas attention. On en parla cependant, après l'enterrement, dans un cabaret, et plus tard, cela venait aussi aux oreilles de M. de Schwingen, qui obtint qu'on exhumât son précepteur, qu'on trouva retourné sur le ventre, portant toutes les traces d'une mort violente, affreuse et douloureuse.

24. — Histoire du Prince de L..., près Florence.

Le Prince de L... possédait, près de Florence, un ancien château où il allait chaque année passer l'été avec sa famille. C'était un antique castel, avec ses tours, ses fossés, sa chapelle et son caveau de sépulture. Lorsqu'un membre de la famille était mort, son corps, revêtu de riches habits, était déposé dans une bière ouverte et descendu dans le caveau. Le Prince de L... mourut des suites d'une maladie de langueur et fut porté avec les cérémonies usitées, dans ce caveau, dont la lourde porte se referma vraisemblablement pour longtemps, car il ne laissait qu'un fils, sortant à peine de l'adolescence. Celui-ci, pour amoindrir la douleur que lui causait cette perte cruelle, résolut de voyager ; mais avant de quitter ces lieux et de s'éloigner de celui pour lequel il avait une tendresse filiale, il voulut encore une fois contempler les traits de son père. Seul, il alla donc à la chapelle funéraire, et après avoir enlevé les barres de fer qui assujettissaient la porte, il veut l'ouvrir, lorsqu'il sent un obstacle à l'intérieur qui s'oppose à ses efforts. En proie à une inexprimable anxiété, il appelle ses gens, qui accourent, l'obstacle est surmonté, la porte s'ouvre et.... spectacle plein d'horreurs ! Cet obstacle, c'était le Prince de L... qui, les traits convulsés, était vénu mourir de faim contre cette porte qui ne devait plus s'ouvrir pour lui. L'infortuné n'avait été tiré du sein de la mort que pour en trouver une mille fois plus cruelle.

25. — Histoire d'une opération césarienne, par le Dr Peu.

Le Dr Philippe Peu, un célèbre anatomiste, fait l'aveu de sa méprise avec une franchise qu'on ne saurait trop louer ; à savoir, qu'en pratiquant l'opération césarienne sur une femme qu'il croyait morte, il fut arrêté et averti par les mouvements de ses lèvres et les grincements des dents sous l'action de son instrument, qu'elle vivait encore, mais il ajoute qu'elle succomba peu d'heures après.

26. — Histoire de l'abbé Prévost d'Exiles.

Le Dr Blumenbach raconte que l'abbé Prévost d'Exiles fut trouvé, le 23 octobre 1763, dans la forêt de Chantilly, privé de sentiment. On le crut mort. Un chirurgien fut chargé par l'autorité de procéder à l'autopsie ; mais à peine eut-il plongé son bistouri dans le corps qu'un cri, arraché par la douleur au malheureux apoplectique, lui fit reconnaître son imprudente précipitation. Le spirituel auteur de Manon Lescaut ouvrit les yeux et ne revit la lumière que pour sentir toute l'horreur du genre de mort par lequel il périssait.

27. — Histoire de la femme du professeur Hiller de Tübingue.

L'histoire suivante est un exemple remarquable de mort apparente à la suite d'accidents nerveux.

Mme Hiller, femme d'un professeur de l'Université de Tübingue, sujette à des accès hystériques, eut une telle frayeur au sixième mois de sa grossesse, qu'elle fut atteinte de convulsions violentes et mourut au bout de quatre heures, du moins en apparence. Deux médecins célèbres, Camerarius et Manchard, ainsi que trois de leurs confrères qu'ils appelaient en consultation, étaient convaincus de la réalité de la mort. Pas le moindre mouvement, aucune trace de pulsation ni de respiration ! L'application des excitants les plus énergiques resta sans effets. Camerarius eut encore l'idée d'enlever les vésicatoires appliqués la veille sur la plante des pieds et d'examiner, pendant cette opération, les traits de la physionomie. En ôtant l'épiderme du gros orteil il crut remarquer un léger mouvement de la bouche. Dès ce moment on redoubla d'efforts pour la rappeler à la vie. On irrita les parties les plus sensibles ; on se servit même du fer rouge, et il n'y eut pas un seul point du corps qui ne fût frotté, piqué, pincé ou entaillé. Tout cela fut sans résultat, elle resta insensible, immobile et porta sur elle, pendant six jours, les stigmates de la mort. La seule région du cœur laissa apercevoir une légère chaleur. Enfin le septième jour, elle ouvrit subitement les yeux, la respiration et la circulation s'établirent insensiblement ; elle demanda quelques rafraîchissements, puis accusa des douleurs d'enfantement, mit au monde un enfant mort et recouvra bientôt sa santé sans avoir eu la moindre connaissance de ce qui s'était passé en elle.

28. — Histoire d'un médecin d'une petite ville de Suisse.

Un médecin d'une petite ville de la Suisse, ayant pris de l'opium pour calmer des maux de dents, fut trouvé le lendemain dans son lit ne donnant plus aucun signe de vie. Des confrères appelés à le visiter, le déclarèrent mort et il fut enterré après les vingt-quatre heures réglementaires. Cependant le sacristain avait remarqué que depuis quelques jours, le chien du défunt n'avait pas quitté la tombe de son maître. Cette circonstance éveilla l'attention publique, on le déterra et on trouva son cadavre retourné sur le ventre. Le cercueil portait des traces de ses ongles, des poignées de cheveux qu'il s'était arrachés ; le linceul était ensanglanté et en lambeaux et ses bras mutilés par des morsures qu'il s'était faites, probablement pour mettre fin à sa position désespérée.

29. — Histoire d'une dame ayant une bague au doigt, au cimetière d'Orléans.

M. P. Le Cler, procureur de la maison des pensionnaires, au collège Louis-le-Grand, racontait souvent que la sœur de son père avait été enterrée avec une bague au doigt d'une certaine valeur dans le cimetière d'Orléans ; la nuit suivante, un domestique qui le savait, s'y rendit, découvrit le cercueil et ne pouvant pas venir à bout de faire couler la bague hors du doigt, prit le parti de le couper. Ce moyen violent ranima la soi-disante morte ; ses gestes et ses cris mirent le voleur en fuite. Elle eut assez de force pour sortir de sa tombe et rentrer à la maison, où elle retrouva sa bague, mais pas son doigt. Elle vécut encore bien des années.

30. — Histoire de Jean Duns, religieux, au caveau de Cologne.

Jean Duns, surnommé Scot, natif de Dunston, religieux de l'ordre de Saint-François, enterré dans un caveau à Cologne, fut retrouvé quelque temps après en ouvrant son tombeau, s'étant rongé les mains et les bras et enfin cassé la tête contre la pierre du caveau.

31. — Histoire de Lady Russel et de son mari le colonel anglais.

Lady Russel, épouse d'un colonel anglais, fut, en 1746, réputée morte par tous ceux qui la virent après sa maladie; mais son mari ne voulut pas la laisser enterrer avant qu'il ne put constater des signes positifs de sa mort. Il insista pour qu'elle soit laissée dans son lit, et comme on lui représentait qu'il était enfin temps de procéder à l'inhumation, il menaçait de tuer d'un coup de pistolet celui qui oserait toucher à sa femme. La reine, avertie de son extrême affliction, lui envoya un des gens de sa cour pour lui faire part de la peine qu'elle ressentait de son chagrin et pour lui exprimer en même temps qu'il ne convenait en aucune façon à un homme raisonnable, et encore moins à un militaire, de se livrer avec tant d'opiniâtreté à sa douleur et d'empêcher qu'on rende à sa femme les derniers honneurs. Le colonel témoigna à la reine ses remercîments de l'intérêt qu'elle prenait à sa douleur, et la supplia de lui conserver sa faveur, s'il ne changeait pas de résolution à l'égard du cadavre de sa femme et s'il s'opposait à l'enterrement, tant qu'il n'y avait point de signes de putréfaction. Huit jours s'écoulèrent sans que la moindre trace d'existence se manifestât chez Lady Russell. Mais quel ne fut pas l'étonnement de son mari, versant toujours des larmes sur elle, lorsqu'au son d'une cloche d'une église voisine elle se réveilla brusquement de son état léthargique, disant : Voici le dernier coup de la prière, il est temps de partir, puis se leva et procura à son mari une joie digne de son amour pour elle. Peu de jours suffirent à son rétablissement et elle vécut encore longtemps.

32. — Histoire du marquis de Bolgida, de Madrid.

Le marquis de Bolgida, regardé comme mort, fut transporté le 16 novembre 1826 à l'église de Saint-Ginesto, de

Madrid, pour être enterré le lendemain. Son cercueil fut déposé provisoirement dans un caveau ; dans la nuit, il se réveilla de son état léthargique, et se rendant compte de ce qui se passait, il se leva et appela au secours. Il fut sauvé ; mais tout le monde n'a pas ce bonheur, et encore bien plus souvent n'aurait pas les forces et la présence d'esprit nécessaires en pareil cas. Cet exemple nous prouve, et bien d'autres, que ce qui est arrivé dans les siècles antérieurs arrive encore ; seulement, nous constatons ces cas d'autant plus difficilement que nous ne brûlons plus nos morts et que nous ne les inhumons plus dans les églises, mais dans des lieux exclusivement consacrés aux inhumations, dans les cimetières plus ou moins éloignés des habitations, et d'où on ne revient malheureusement pas.

33. — Histoire de la comtesse de R...

Voilà l'aveu de la comtesse de R... : « Je ne suis pas la seule qui ait trompé l'œil des gens de l'art. J'avais cinq ans lorsque le docteur.... ordonna qu'on ensevelît mon corps, et cependant ce docteur n'était rien moins que mon père. »

34. — Histoire d'un lancier à l'hôpital de Provins.

Au mois de juillet 1832, un lancier mourut du choléra-morbus à l'hôpital de Provins. Comme on se disposait à descendre le cercueil dans la fosse, les personnes présentes à l'enterrement crurent entendre des cris étouffés sortant de la bière ; on se hâta de l'ouvrir et le mort s'en retourna à l'Hôtel-Dieu de la ville. Voyez les journaux de l'époque.

35. Histoire d'un moine d'Eschingen.

Les journaux de janvier 1834 nous font connaître qu'un moine d'Eschingen avait été inhumé dans un caveau de son couvent, et qu'au bout de quelques jours, un autre moine étant mort, le caveau fut rouvert et qu'on trouva le premier, derrière la porte. Cet infortuné, revenu d'une longue léthargie, y mourut de faim après s'être traîné jusqu'au haut de l'escalier dans l'espoir de se faire entendre. Ses dents étaient enfoncées dans son bras gauche entièrement déchiré, probablement pour satisfaire sa faim et sa soif.

36. — Histoire d'un enfant, à la maison mortuaire de Munich.

La chronique de la capitale de la Bavière nous apprend que, le 7 mars 1835, on a trouvé à la maison mortuaire, le 3e jour de son exposition, une jeune fille, assise dans son cercueil, jouant avec ses couronnes de fleurs et demandant au gardien qui entrait, pourquoi on l'avait laissée seule, qu'elle désirait qu'on la mène près de sa maman. Se figure-t-on la joie de la mère en la revoyant, et le contentement de ceux auxquels on devait l'institution et en général le bonheur que ressent tout cœur sensible.

37. — Histoire de M. Carus, percepteur, vieillard octogénaire.

On lit dans le *Siècle* du 5 janvier 1837 : On nous écrit de Bourg : On se rappelle l'inhumation qui eut lieu dernièrement dans un canton suisse, d'un homme qu'on croyait mort et qui n'était qu'endormi, je veux dire en léthargie. Un fait analogue a failli arriver à Monestrel (Isère); heureusement le prétendu mort, notre compatriote, est sorti à temps de son assoupissement. C'est le 25 décembre dernier au matin, qu'on avait annoncé, dans le village, la mort de M. Carus, ex-percepteur, vieillard octogénaire ; le délai nécessaire avant l'enterrement était écoulé, la cloche sonnait pour les funérailles et le menuisier, qui était en retard, apportait le cercueil ; en l'y mettant, le mort se réveilla et se mit à se débattre dans les langes dont on l'avait enveloppé et demandait à boire. Ce fait, ajoute le rédacteur du journal, est une nouvelle preuve du danger des inhumations précipitées.

38. — Histoire de la duchesse d'Abrantès, racontée par elle-même.

Dans les mémoires de la duchesse d'Abrantès, nous lisons la relation suivante écrite par elle-même, sur les inconvénients et les dangers de l'odeur de certaines fleurs : Dans le voisinage de Lisbonne se trouve un des plus beaux jardins appartenant au marquis d'Abrantès. En quittant, un soir, notre maison de campagne, le jardinier me remit un grand et magnifique bouquet de magnolias, de quelques belles branches d'oranger et autres fleurs odorantes. Pendant notre retour à la maison, j'étais enivrée de joie. En arrivant, Junot croyait avoir observé que j'avais sommeil ; il m'engagea à aller me reposer, et comme nous avions fait pas mal de chemin, j'y consentais volontiers. Je me couchais, recommandant de mettre mon bouquet dans le plus beau vase que je possédais et de le placer près de moi, dans ma chambre à coucher. Une fois couchée, il me semblait que mon sommeil se dissipait, mon cœur battait bruyamment et je sentais mon pouls fiévreux. J'ouvrais les yeux pour admirer mes fleurs, leur parfum m'enivrait ; je me levais pour les mettre plus près de ma lumière, leur aspect me charmait ; mais, malgré cela, mes paupières se fermaient ; je me réveillais pour regarder de rechef mon bouquet chéri, et je me rendormais. De cette manière, je combattais deux ou trois heures, jusqu'à ce qu'enfin je m'endormais définitivement. J'étais, à cette époque, habituée à me lever de bonne heure. Ma femme de chambre était venue à neuf heures à ma porte, mais comme elle me voyait encore sommeiller, elle n'osait pas entrer, et comme je m'étais couchée la veille bien fatiguée, Junot lui défendait de me déranger. Mais, lorsqu'à onze heures je ne bougeais pas encore, il vint lui-même dans ma chambre, et pendant qu'il ouvrait les volets, notre chère Joséphine, notre unique enfant, qui l'avait suivi, était montée sur mon lit pour m'embrasser. Mais à peine la lumière avait-elle pénétré par la fenêtre que la pauvre enfant jetait un cri terrible, qui fit accourir tout le monde de la maison. Mon mari en avait deviné de suite la cause ; j'étais en léthargie, mais tout le personnel qui se trouvait réuni autour de moi me croyait morte. J'étais d'une pâleur mortelle, j'avais les dents serrées au point qu'on ne parvenait pas même à m'introduire quelques gouttes d'éther. Junot me prit dans ses bras pour me porter sur le balcon. L'air fut pour moi un véritable baume et me procura la faculté de donner signe de vie. Revenue à moi, mes yeux et les paupières étaient gonflées, je ne sentais rien et j'étais comme paralysée. Après que notre docteur, M. Magnien, qu'on avait fait chercher, m'avait aspergé la figure avec de l'eau froide et du vinaigre, puis frictionnée avec de l'éther acétique, fait renifler de l'alcali volatil, je pouvais ouvrir les yeux, je m'éveillais comme d'un profond sommeil ; mes yeux ne pouvaient pas supporter la lumière et me livrer au sommeil me paraissait le suprême bonheur. Cet état dura deux heures ; quand je me sentais complètement remise, j'avais une douleur frontale violente entre les deux yeux. Cette douleur, qui avait quelque chose de bizarre, se perdit seulement après quelques jours par des promenades assez longues et des applications de compresses imprégnées de vinaigre sur le front. Il n'y a pas le moindre doute que si mon mari n'était pas venu dans ma chambre et si on avait continué à me laisser dormir sous le charme du parfum de mon bouquet, je serais devenue la victime de mon amour pour les fleurs. J'ai tenu à rappeler cette histoire, pour faire connaître les dangers auxquels on s'expose, en couchant dans une chambre avec des fleurs odorantes.

39. — Histoire d'une jeune fille hystérique, par le Dr Mojon, de Montpellier.

Le docteur Mojon, de Montpellier, qui a soigné la malade, parle d'une jeune fille hystérique, tombée en léthargie, et que tout le monde croyait morte ; mais au moment où on la plaçait dans le cercueil, on remarquait une abondante sueur qui se répandait sur sa figure, ce qui fit différer l'enterrement. Peu d'heures après elle se sentait complètement remise et raconta qu'elle avait vu tous les préparatifs, reconnu toutes les personnes qui étaient venues pour la voir et entendu tout ce qu'on disait devant elle. Dans cette terrible position, la frayeur qu'elle ressentait et la terreur qui s'emparait de tout son être provoqua cette sueur bienfaisante à laquelle elle devait de ne pas avoir été enterrée vivante ; sort horrible et qui lui paraissait inévitable dans l'impossibilité où elle se trouvait de manifester son existence.

40. — Histoire d'une femme de soixante ans, par le Dr Hirsching.

Le docteur Hirsching raconte un cas analogue d'une femme de soixante ans, qui avait entendu tous les préparatifs de son enterrement, et se réveilla le troisième jour, au moment où le convoi se mettait en marche pour se rendre au cimetière.

41. — Histoire d'une dame ressuscitée, par le Dr Barthès.

Le docteur Barthès, à son tour, parle d'une dame qu'on était sur le point de porter en terre et qui lui affirmait qu'elle avait entendu tout ce qu'on disait autour d'elle. La peur terrible qu'elle ne saurait comparer qu'à un rêve, la réveilla à temps de sa léthargie.

42. — Histoire d'une princesse russe, par le Dr Franck.

Le docteur Franck cite une princesse russe qui lui a raconté elle-même qu'elle était, pendant un accès hystérique, tombée en léthargie, qui avait duré deux jours ; pendant ce temps, elle entendait tout ce qui se passait autour d'elle ; qu'on parlait devant elle de son enterrement sans qu'elle pût arriver à faire le moindre mouvement et que ce n'est qu'un hasard fortuit qui lui a épargné l'horrible malheur de périr par l'imprévoyance de ses parents et l'insuffisance ou la négligence des médecins. Cet événement est, du reste, connu par tout Pétersbourg.

43. — Histoire d'un individu relégué dans la salle d'anatomie, par le Dr Piétro-Manni.

Le célèbre docteur Piétro-Manni, de Rome, mentionne l'histoire suivante dans son ouvrage sur la léthargie. Un individu qu'on croyait mort, à l'hôpital St.-Spirito, de Sassia, et qu'on avait relégué à la salle d'anatomie où il se réveilla, sortit plus tard de l'hôpital ; il le rencontra dans la suite bien souvent dans les rues de la ville.

44. — Histoire d'une femme sur le point d'accoucher, par le Dr Heymann.

Le docteur Heymann rapporte qu'une femme sur le point d'accoucher et qu'on croyait morte, tandis qu'elle était simplement tombée en syncope, revint à elle quand on commença à faire l'opération césarienne, mais mourut des suites de cette erreur.

45. — Histoire d'un médecin en léthargie, racontée par lui-même.

Voilà un fait observé sur lui-même par un médecin : « Privé tout à coup, après une vive impression morale, de l'usage de mes sens et de la faculté de me mouvoir, toute manifestation extérieure me devint impossible, tout en conservant le sentiment intime de mon être et même la conscience de ma position. L'ouïe ayant persisté, je distinguais les cris de ma femme et de mes enfants et reconnaissais la voix de mon confrère appelé pour me secourir, et comprenais que j'étais regardé comme mort. Après un temps indéterminable, je discernais les manœuvres de l'ensevelissement et de mon transport au cercueil ; j'entendis le bruit des clous qu'on y enfonçait, et ce n'est qu'après avoir entendu le dernier coup de marteau, après avoir été en quelque sorte scellé dans ma prison mortuaire, que je retrouvais la force de crier et de m'agiter de manière à faire cesser cette fatale erreur. Je fus sauvé. »

46. — Histoire d'une dame de la suite de la princesse de N.....

Une jeune dame de la suite de la princesse de N..., garda longtemps le lit pour une affection nerveuse, enfin elle rendit, selon les apparences, le dernier soupir. Ses lèvres étaient pâles, son visage cadavéreux, tout son corps glacé. On la mit dans un cercueil et on fixa le jour de son enterrement. D'après la coutume du pays, on chanta devant la maison mortuaire plusieurs chants d'église et, au moment de fermer le couvercle de la bière, on remarqua sur le corps de la défunte une espèce de sueur qui augmentait graduellement, suivie de mouvements convulsifs des mains et des pieds. Peu de temps après, de nouveaux signes d'un retour à la vie se manifestaient, elle ouvrit les yeux et jeta un grand cri. On envoya vite chercher son médecin, et au bout de peu de jours, elle était entièrement rétablie. Elle raconta alors qu'elle rêvait être morte, mais qu'elle savait tout ce qui se passait autour d'elle ; qu'elle entendait distinctement la conversation de ses amies, leurs lamentations ; qu'elle sentait qu'on lui mettait les vêtements de mort et qu'on la couchait dans le cercueil. Ce sentiment et la pensée qu'on allait procéder définitivement à l'enterrement, fit naître en elle une angoisse indéfinissable ; elle voulait crier, mais la force lui manquait, il lui était impossible d'étendre un membre, d'ouvrir les yeux, et lorsqu'on commença à entonner le chant des morts et qu'on se mit à clouer le couvercle de son cercueil, l'angoisse du cœur atteignit le maximum de son intensité ; l'idée d'être enterrée vivante réveilla enfin l'activité de son esprit, assez, pour qu'il pût réagir sur son corps, elle réussit à se faire entendre ; c'est ce qui la sauva du plus horrible des malheurs qui puisse arriver à l'homme.

47. — Histoire d'un jeune homme, par le Dr Schnaekenberg.

Le docteur Schnackenberg raconte qu'un jeune homme sur lequel on faisait des démonstrations d'opérations chirurgicales et sur lequel on avait déjà pratiqué l'extirpation du globe de l'œil, se redressait au moment où le professeur avait fait son incision circulaire sur la cuisse, pour faire l'amputation du membre. La subite déplétion, suite de la division de l'artère, l'avait fait revenir de son état léthargique ; mais il succomba avant que les assistants fussent revenus de leur frayeur.

48. — Histoire d'un jeune homme de Paderborn, par le Dr Schmidt.

Une des plus intéressantes observations qui m'a été communiquée par le Dr Schmidt, que j'ai connu en 1835 à l'hôpital de la Charité, de Paris, c'est le cas d'un jeune homme qu'il avait observé lui-même à l'hôpital de Paderborn. Gaspard Kreidé fut porté à l'hôpital de cette ville comme mort ; mais après un examen minutieux, on découvrit des particularités si bizarres et si extraordinaires qu'on se mit à l'observer avec toute l'attention possible que son état méritait, et voici ce que M. Schmidt, dont je copie les notes, a constaté : « Le jour même de son arrivée, il ouvrit tout à coup les yeux, et pendant quelques minutes, on sentait quelques pulsations irrégulières. Le second jour, il rendait une espèce de liqueur épaisse et les petites brûlures qu'on avait faites la veille pour le réveiller, commençaient à suppurer pendant trois jours. Le cinquième, il déplaça sa main gauche. Le sixième et le neuvième, une sueur sans odeur apparaissait sur tout le côté droit du corps. Après le neuvième se formèrent, dans une grande étendue du dos, des pustules semblables au pemphygus. Dans les dix-huit premiers jours, ses lèvres étaient d'un rouge naturel et ses membres conservaient constamment leur souplesse. Le front, pendant les neuf premiers jours, portait des plis verticaux bien dessinés et toute sa physionomie, pendant tout ce temps, ne présentait aucun aspect cadavéreux. Pendant dix-neuf jours, quoique séjournant dans une chambre chauffée à seize degrés Réaumur, on ne sentait aucune odeur désagréable et on ne voyait aucune tache livide ou trace d'un commencement de décomposition ». Je ne peux me défendre, en rapportant cette observation, d'une pénible réflexion ; comme il n'est nullement question d'autres médications que de quelques petites brûlures qu'on avait faites à son arrivée à l'hôpital pour le réveiller, on peut admettre que pendant cette médecine expectante, le malade est mort d'inanition. On a satisfait une coupable curiosité, au lieu de remplir un devoir sacré.

49. — Mort d'un ivrogne de Bar-le-Duc.

Un homme qui avait bu de l'eau-de-vie avec excès, paraissant mort, fut enterré à Bar-le-Duc. Quelques heures après, du bruit se fit entendre dans la fosse, et le lendemain, en rouvrant la tombe, il s'était rongé la chair des mains et des bras.

50. — Histoire d'une femme hystérique, par Alexandre Benedictus.

Alexandre Benedictus rapporte qu'une femme hystérique, ensevelie vivante, reprit ses sens dans la tombe et périt de la mort la plus affreuse.

51. — Histoire d'un singulier procès au Tribunal de Nantes, en 1842.

En 1842, on plaida devant le Tribunal de Nantes un singulier procès. Un homme réputé mort, son décès déclaré et constaté, est mis en bière et porté à l'église. Pendant la cérémonie religieuse, son état léthargique se dissipe et il fut rapporté à l'auberge où il était descendu. Le curé réclame ses honoraires et le remboursement des frais de la cérémonie. Refus de la part du ressuscité, sous prétexte qu'il n'avait pas commandé la cérémonie, qui d'ailleurs, n'a pas été achevée. Il s'était écoulé plus de vingt-quatre heures entre le début et la fin de l'état léthargique qui faillit avoir des suites si funestes pour le prétendu mort. Ce cas prouve que les messes peuvent être bonnes à quelque chose et que tant qu'on n'aura pas des maisons mortuaires pour garder nos morts jusqu'à ce qu'ils portent les stigmates d'un commencement de décomposition, les enterrements civils peuvent avoir leurs graves inconvénients.

52. — Histoire d'un prétendu mort à l'hôpital de Gex.

Le *National* du 22 décembre 1843, rapporte que dans la nuit du 7 au 8 décembre un homme est mort à l'hôpital de Gex. Le lendemain, il est mis en bière. A onze heures on prépare son enterrement, lorsque soudain, on entend du bruit partant du cercueil et même des coups portés au couvercle ; on le décloue aussitôt, et le pauvre homme est retiré vivant. Il n'avait été qu'en léthargie.

53. — Histoire d'une jeune fille morte d'une frayeur.

Le Dr Vigné, dans son traité de la mort apparente, cite un exemple d'une jeune fille plongée dans une profonde léthargie, qui se réveilla pendant qu'elle se trouvait enveloppée de son linceul. L'appareil funèbre dont elle se voit entourée, ces cierges qui brûlent près de son lit, ce drap qui l'enveloppe et l'enserre, tout la frappe de terreur, un saisissement horrible l'oppresse et cause finalement la mort.

54. — Histoire de M. B.... de Poitiers, par le Dr Vigné.

Le Dr J. B. Vigné, dans son traité de la mort apparente, etc., Paris, 1841, rapporte que M. B.... de Poitiers, tomba tout à coup dans un état qui ressembla à la mort. On employa sans relâche toutes sortes de moyens pour le rappeler à la vie, jusqu'à lui disloquer les doigts des deux mains et on lui brûla la plante des pieds, mais sans le moindre résultat ; on prit donc les dispositions pour son enterrement. Comme on allait le mettre au cercueil, quelqu'un proposait de le saigner aux quatre membres, ce qui fut exécuté sur le champ et avec tant de succès, que le prétendu mort revint de sa léthargie, se rétablit et vécut encore trente ans après cet accident. Lorsque la connaissance lui fut revenue, il assura qu'il avait entendu très distinctement tout ce qu'on avait dit devant lui, avant qu'on le saignât, mais qu'il lui était impossible de donner le moindre signe de vie, malgré les efforts qu'il faisait, que sa seule crainte, pensée terrible, était qu'on ne l'enterrât vivant.

Cette histoire prouve une fois de plus l'inutilité et la barbarie absurde des dispositions testamentaires de certaines gens qui ordonnent, de crainte d'être enterrés vivants, qu'on les brûle, mutile, ou leur plonge même un poignard dans la poitrine, etc. Le Dr Scherf parle même d'un testamentaire qui demande qu'on lui enfonce un clou dans son crâne après sa mort. D'autres recommandent qu'on leur injecte une solution d'arsenic dans l'estomac ; une anglaise ordonne même qu'on lui coupe la tête, assurant à l'exécuteur une somme de cinquante guinées. Autant de procédés, autant d'horribles assassinats inconscients en cas de léthargie !

55. — Histoire d'une dame d'un négociant de Rouen.

Le docteur Vigné cite encore l'histoire d'une dame R..., la femme d'un négociant de Rouen, qu'on allait porter en terre après trois jours de léthargie. Pendant que le clergé officie à sa porte, le mari arrivant de son voyage fait rentrer le cercueil, ordonne qu'il soit ouvert et qu'on remette sa femme au lit, et après une application de quelques ventouses scarifiées, elle se réveille, en s'écriant : Ah ! que vous me faites mal. Elle se remit promptement et vécut encore quatorze ans. »

56. — Histoire d'une femme de 80 ans, par le Dr Vigné.

Le même raconte qu'en 1841, à Augerville-la-Martel, au moment où le prêtre, accompagné des gens de service et des porteurs, se rendait au domicile d'une femme de 80 ans pour la conduire en terre, les personnes qui étaient réunies dans la chambre de la défunte, crurent entendre remuer dans le cercueil. L'ouverture en fut faite aussitôt et on pouvait voir que la prétendue morte revenait insensiblement à la vie. Tous les soins ont été pris pour éviter qu'elle pût s'apercevoir du danger auquel elle venait d'échapper.

57. — Histoire d'un mort à l'hôpital de Liège, en 1853.

L'histoire suivante, rapportée par le journal le *Droit*, du 20 octobre 1853 et confirmée après informations prises par le Dr Josat, est d'autant plus curieuse que le malade était sorti de l'hôpital et se portait bien, au moment où ce médecin prenait ses renseignements sur la véracité du fait: « A l'hôpital de Liège est un endroit appelé salle des décédés, où sont déposées chaque jour les personnes qui succombent et que le corbillard vient chercher le lendemain pour être portées à leur dernière demeure. Il y a six semaines environ, deux internes, désirant faire quelques recherches anatomiques, descendirent dans cette salle pour choisir un cadavre parmi les sujets que la mort avait frappés pendant la journée. L'un d'eux était muni d'une lanterne. Quoique habitué à l'image de la mort, on ne pénètre jamais sans une certaine émotion dans les lieux qui renferment des morts, surtout la nuit. Celui-ci était une immense pièce gothique, à laquelle on arrive par une dizaine de marches. Une grille donnant sur la rivière de l'Ourthe la termine d'un côté et donne passage à une humidité qui s'imprègne aux murailles reluisantes. Les oiseaux de nuit nichés dans les arceaux des corniches, semblent être les gardiens de ce lieu sépulcral. Lorsque les deux internes entrèrent, la lumière vacillante de leur lanterne mit en fuite les habitants vivants de cette demeure de la mort. Leur émotion s'accrut au bruit que firent ces hôtes sinistres en quittant leur retraite ; ils se rassurèrent cependant et se mirent à examiner les cadavres pour faire leur choix. Pendant qu'ils étaient occupés à cet examen, il leur semblait entendre quelqu'un respirer derrière eux ; tous deux se retournèrent vivement, sans voir personne, et persuadés que leur imagination les avait trompés, ils se remirent à inspecter de nouveau les cadavres. Une respiration étouffée, mais plus forte cette fois que la première, se fit de nouveau entendre. Alors la peur saisit celui qui tenait la lanterne ; il se mit à crier en se sauvant du côté de la porte, qu'il voulait ouvrir sans songer dans son trouble à tirer d'abord le bouton de la serrure. Ce malheureux voyant ses efforts impuissants pour ouvrir cette porte, perdit complètement l'usage de la raison, puis s'affaissa haletant et plus mort que vif. Pendant ce temps, son camarade, plus résolu que lui, chercha à découvrir la cause du bruit qu'il venait d'entendre, pensant qu'il ne pouvait provenir que d'un des sujets étendus sur les dalles du local. Il se mit donc à les examiner l'un après l'autre et en trouva un chez lequel il constata un certain degré de chaleur ; se penchant alors sur lui et appliquant son oreille sur la poitrine du malheureux, il entendit très distinctement une respiration oppressée. Immédiatement, il s'empara du soi-disant cadavre pour le transporter dans une des salles de son service ; dans sa précipitation il renversa la lanterne que son collègue avait abandonnée et dont la lumière s'éteignit.

Sans s'inquiéter de cet accident, l'interne se dirigea avec son fardeau vers la porte ; mais là, ses pieds s'embarrassèrent dans les jambes de l'autre interne que la peur tenait cloué à terre et auquel il ne songeait plus. Effrayé à son tour, il s'imagina avoir affaire à un autre cadavre ; il laissa tomber le corps dont il était chargé et s'efforça d'ouvrir la porte pour s'enfuir ; l'interne qui se trouvait à terre sentant le cadavre tomber sur lui, réunit ce qui lui restait de force et le rejeta en avant. Il alla tomber entre les jambes de l'autre interne, qui dominé par une crainte nerveuse poussée à l'extrême, se laissa choir à terre où il perdit connaissance ; mais le bruit produit par cette scène avait été entendu par les infirmiers qui accoururent avec de la lumière ; rassuré par leur présence, ils reprirent leurs sens et racontèrent ce qui venait de se passer. On transporta l'homme dans un lit convenablement chauffé et on s'empressa de lui donner les soins que réclamait son état, sous l'influence desquels il se rétablissait promptement. »

58. — Histoire d'un sieur F. P.... de Caen, marchand de charbons.

Le Dr Josat, dans son ouvrage sur la mort et de ses caractères, rapporte que le sieur F. P..., de Caen, marchand de charbons, passant la nuit dans une auberge, fut trouvé le lendemain mort dans son lit. On crut à un crime et la justice s'en mêla. Les médecins appelés déclarèrent que la mort devait être attribuée à une attaque d'apoplexie foudroyante. On s'occupait donc de ses funérailles, mais au moment où on s'apprêtait à le mettre dans le cercueil, il donna signe de vie. On le remit dans son lit, c'était le 11 décembre 1841, et Josat affirme l'avoir revu plein de vie et de santé en 1854.

59. — Histoire d'une dame de Lyon, par le Dr Josat.

Le même auteur cite encore l'histoire de Madame de P..., de Lyon, d'un tempérament éminemment nerveux, laquelle, à l'âge de dix-huit ans et dans le courant de la même année, éprouva deux accès hystériques, présentant tous les symptômes de la mort, et après lesquels la sépulture fut chaque fois décidée après des consultations d'éminents médecins de la ville. La première fois, l'état léthargique dura vingt-quatre heures, pendant lesquelles on employa en vain tous les moyens connus ; la seconde fois, à sept mois de distance, sans cause appréciable, Madame de P... présenta, pendant quarante heures, tous les signes d'une mort réelle, jusqu'à la raideur cadavérique. Plusieurs médecins de Lyon, dont quelques-uns vivent encore (1854), furent appelés, et tous opinèrent pour la mort réelle, et ce n'est que sur les supplications d'une des sœurs de la prétendue morte qu'on retarda encore les derniers apprêts funéraires, quand, enfin, la soi-disant morte ressuscita. Cette dame a toujours affirmé avoir eu la conscience de tout ce qui se disait autour d'elle, qu'elle entendait sa sœur supplier qu'on ne fermât pas son cercueil, mais qu'elle se sentait incapable de produire aucune manifestation extérieure. Le Dr Josat ajoute encore, qu'à sa connaissance, M. Bruxelles, de Poitiers, qui resta plus de deux jours dans son état de mort apparente, présenta exactement la même circonstance que cette dame. Il entendait les sanglots de sa femme et de ses enfants, voyait les préliminaires de son enterrement sans pouvoir donner signe de vie.

60. — Histoire de M. Joseph de B.....

On lit dans le *Courrier Français* du 21 mars (Gazette politique d'Agram) : « Un événement effroyable est arrivé dans le Comtat de Beregh. Il y a quelques années, M. Joseph de B.... mourut, et ses restes mortels furent déposés dans le caveau de famille. Son beau-frère étant également mort, il y a quelqus jours, on voulut ouvrir le caveau. Comme on rencontrait quelque résistance, on eut recours à la force. Le cercueil fut trouvé ouvert et vide, et le corps du malheureux Joseph de B.... à l'entrée du caveau. »

61. — Histoire de Mme P.... Etat léthargique par narcotisme.

Voilà une observation simulant la léthargie produite par le narcotisme, recueillie par le Dr Josat dans sa propre clientèle : Madame P... venait de perdre son unique enfant chéri, âgé de sept ans. La douleur qu'elle en éprouva fit craindre pendant quelque temps pour sa raison. Le caractère dominant des dérangements momentanés de son intelligence était une pensée insurmontable de suicide. Pour combattre la surexcitation nerveuse et l'insomnie opiniâtre, qui entretenait l'état du cerveau, je lui fis prendre une potion calmante dans laquelle je fis entrer deux centigrammes de chlorhydrate de morphine, en augmentant graduellement la dose jusqu'à un décigramme, dans les vingt-quatre heures. La même ordonnance était présentée à notre insu au pharmacien, qui avait eu grand tort de la répéter jusqu'à six fois sans notre avis. Madame P.... put ainsi réunir jusqu'à six potions, qu'elle but en moins de dix minutes à ce qu'elle nous avoua plus tard. Les ravages du poison furent aussi prompts que terribles. Trois confrères furent appelés, Guersant père, l'ami dévoué du mari ; Roger et Corby. Les soixante centigrammes de morphine avaient été pris à cinq heures du matin ; c'est vers midi que les symptômes de narcotisme étaient arrivés à leur paroxysme d'intensité, la mort paraissait certaine, tout avait été inutilement employé. Guersaut, le vieil ami de la maison, était resté près de la famille, plutôt pour donner quelques consolations — et en revenant du tribunal où j'étais forcé de me rendre, il me dit : tout est fini. Cette fois, tous les quatre réunis, à la première inspection, ce renseignement ne nous paraissait que trop vrai ; cependant avant de renoncer définitivement, je proposai l'application de l'instrument confectionné par l'éminent fabricant de chirurgie, M. Luër, place de l'École de médecine, qui fut posé sur les bouts de seins. A ce moment, soit coïncidence avec le terme du narcotisme, soit l'effet douloureux de l'instrument, peut-être les deux réunis, Mme P.... donna signe de vie et son rétablissement définitif ne se fit guère attendre. Un an après, elle devint mère d'un charmant enfant qui la consola de la perte cruelle qui faillit lui devenir si funeste dans son désespoir.

62. — Histoire d'une femme épuisée, par le même.

Le Dr Josat rapporte encore l'observation d'une femme épuisée par une longue maladie, qui offrait en apparence la plupart des signes de la mort. Son décès avait même été constaté et le délai de vingt-quatre heures était depuis longtemps dépassé. Elle fut mise en bière, portée à l'église, et c'est seulement dans le trajet au cimetière qu'elle donna signe de vie. Rapportée à son domicile, elle reçut des soins bien entendus qui la rétablirent en peu de temps. Le même auteur raconte que M. F. Bourdot, qui avait déjà été cloué dans son cercueil, en fut retiré vivant et poursuivit sa carrière pendant quarante-six ans, plein de vie, ainsi que M. Picard de Maillerais, qui revint à la vie après trois jours de léthargie et ne mourut en réalité que seize années après.

63. — Histoire de la fille de M. le président d'Olmond : procès de M. de Sézanne et de M. de Saint-Alban.

Faut-il encore citer, pour terminer, l'histoire qui frise le roman et qui, si je ne me trompe, a servi de thème à l'écrivain de la Fille voilée ; je veux parler de la fille du président du Parlement de Toulouse, M. d'Olmond.

Mademoiselle d'Olmond se fiança en 1706 avec Monsieur le Chevalier de Sézanne, officier d'un grand mérite, mais qui, avant son union, dut faire partie d'une escadre qui se rendit en Amérique. Après deux ans d'absence, on apprit que le régiment de M. de Sézanne avait été presque entièrement détruit dans un combat où lui-même avait trouvé la mort, ce qui décida le père de la jeune fille à la marier, bien contre son cœur, à M. de Saint-Alban, conseiller au Parlement.

Après quatre années d'absence, le prétendu décédé revint à Paris, où il apprit en même temps et le mariage et la mort de celle qu'il adorait et qu'on avait enterrée le jour même.

Dans sa douleur, il résolut de la voir encore une fois. Muni de la clef d'or, il se présenta le soir même au concierge du cimetière, obtint de celui-ci, à force d'argent, qu'il consentît à se faire son complice dans la profanation de la tombe et on se mit à l'œuvre.

La bière fut bientôt retirée et ouverte, — et la soi-disant morte se mit à étendre ses bras vers son premier amant. Inutile de dire qu'ils se sauvèrent tous les deux, laissant au gardien le dérangement à réparer, ce qui fut fait en fermant la bière ; et en la descendant dans la fosse, qu'il se hâta de remettre dans son état primitif. Le mausolée fut élevé et M. de Saint-Alban y faisait ses pieux pèlerinages fréquemment pour payer son fidèle tribut à ses regrets.

Les fugitifs se rendirent en Italie, où ils se marièrent. et après deux ans d'absence, ils revinrent à Paris, où l'envie de visiter cette tombe, les fit rencontrer M. de

Saint-Alban, qui n'avait pas discontinué ses pèlerinages. Reconnue par ce dernier, il s'en suivit un procès. Elle fut condamnée à rentrer dans le domicile du conseiller du Parlement, à moins qu'elle ne préférât terminer ses jours dans un couvent, ce qu'elle fit.

64. — Histoire d'une femme enterrée vivante.

On lit dans la *Revue bourguignonne* du 12 décembre 1880 :

Voici un fait assez singulier qui vient d'avoir lieu à Sainte-Marie-la-Blanche, près Beaune.

Ces jours derniers, une femme atteinte d'apoplexie tombe foudroyée dans la rivière, et par conséquent se trouve noyée. Le médecin appelé constate la mort. Elle est donc, au bout de quarante-huit heures, enterrée suivant l'usage. A peine la cérémonie terminée, le fossoyeur étant occupé à combler la fosse entend crier sous ses pieds ; le curé, appelé immédiatement, constate qu'il sortait des plaintes du cercueil.

M. le maire entend de même. De suite on enlève la terre. Presque tous les habitants du pays s'étaient transportés au cimetière, et devant tout le monde on a ouvert le cercueil, qui renfermait une morte dont les membres étaient souples et avaient repris leur chaleur. Après de fortes frictions elle a recouvré ses sens, pour un instant seulement ; le lendemain on l'enterrait de nouveau. Cette fois la malheureuse femme était bien morte.

HISTOIRE DE MORTS APPARENTS

TABLE

N° 1 p. 25 Histoire d'Acilius Aviola, consul romain (Brulé vif).

N° 2 p. 25 Histoire de Lucius Lamia, prétorien romain (Brûlé vif).

N° 3 p. 25 Histoire de Cajus Ælius Tubero, prétorien romain (Résurrection sur le bûcher).

N° 4 p. 26 Histoire de l'Empereur Zénon (Enterré vivant).

N° 5 p. 26 Histoire d'un gentilhomme et du célèbre anatomiste Andréas Vésale (Dissection pendant la léthargie).

N° 6 p. 26 Histoire du cardinal Espinosa (Embaumement pendant la léthargie).

N° 7 p. 27 Histoire d'une jeune fille de Ferrare, par Amatus Lusitanus (Résurrection).

N° 8 p. 27 Histoire d'un apoplectique, par Zacutus Lusitanus (Résurrection).

N° 9 p. 27 Histoire de la baronne d'Arenfeld, son accouchement dans son cercueil (Résurrection).

N° 10 p. 28 Histoire du chirurgien Chevalier, de Paris; quinte, quatorze et le point (Résurrection).

N° 11 p. 28 Histoire du comte de Salm, dans l'église de l'Abbaye de Haute-Seille (Enterré vivant).

N° 12 p. 28 Histoire d'un religieux de l'Ordre de St.-François (Enterré vivant).

N° 13 p. 29 Histoire d'une jeune fille d'Augsbourg, par le Dr Crafft (Enterrée vivante).

N° 14 p. 29 Histoire d'un jeune napolitain, par le Dr Zacchias (Résurrection).

N° 15 p. 29 Histoire d'un religieux et d'une jeune fille (Résurrection).

N° 16 p. 30 Histoire de deux habitants de Saint-Pétersbourg (Résurrection).

N° 17 p. 30 Histoire d'une jeune fille et d'un apprenti menuisier (Résurrection).

N° 18 p. 31 Histoire d'un matelot à bord du vaisseau de guerre l'*Adair* (Résurrection).

N° 19 p. 31 Histoire d'une femme accouchée, par le Dr Rigaudeaux, de Douai (Résurrection).

N° 20 p. 33 Histoire d'une autre femme, par le même médecin (Résurrection).

N° 21 p. 33 Histoire de François Civille, gentilhomme normand (Résurrection).

N° 22 p. 33 Histoire de la femme du tailleur Strausen, de Rostock (Résurrection).

N° 23 p. 34 Histoire d'un M. Bunting, précepteur de M. Schwingen (Enterré vivant).

N° 24 p. 34 Histoire du prince de L..., près Florence (Enterré vivant).

N° 25 p. 35 Histoire d'une opération césarienne, par le Dr Philippe Peu (Dissection pendant la léthargie).

N° 26 p. 35 Histoire de l'Abbé Prévost d'Exiles (Dissection pendant la léthargie).

N° 27 p. 36 Histoire de la femme du professeur Hiller, de Tubingue (Résurrection).

N° 28 p. 36 Histoire d'un médecin d'une petite ville de Suisse (Enterré vivant).

N° 29 p. 37 Histoire d'une dame, sa bague au doigt, au cimetière d'Orléans (Résurrection).

N° 30 p. 37 Histoire de Jean Duns, religieux, au caveau de Cologne (Enterré vivant).

N° 31 p. 38 Histoire de Lady Russel et de son mari le colonel anglais (Résurrection).

N° 32 p. 38 Histoire du marquis de Bolgida, de Madrid (Résurrection).

N° 33 p. 39 Histoire de la comtesse de R..., racontée par elle-même (Résurrection).

N° 34 p. 39 Histoire d'un lancier à l'hôpital de Provins (Résurrection).

N° 35 p. 39 Histoire d'un moine d'Eschingen (Enterré vivant).

N° 36 p. 40 Histoire d'un enfant à la maison mortuaire de Munich (Résurrection).

N° 37 p. 40 Histoire de M. Carus, percepteur âgé de 80 ans (Résurrection).

N° 38 p. 41 Histoire de la Duchesse d'Abrantès, racontée par elle-même (Résurrection).

N° 39 p. 42 Histoire d'une jeune fille hystérique, par le Dr Mojon, de Montpellier (Résurrection).

N° 40 p. 43 Histoire d'une femme de soixante ans, par le Dr Hirsching (Résurrection).

N° 41 p. 43 Histoire d'une dame ressuscitée, par le Dr Barthès (Résurrection).

N° 42 p. 43 Histoire d'une princesse russe, par le Dr Franck (Résurrection).

N° 43 p. 44 Histoire d'un individu relégué à la salle d'anatomie, par le Dr Piétro Manni (Résurrection).

N° 44 p. 44 Histoire d'une femme sur le point d'accoucher, par le Dr Heymann (Dissection pendant la léthargie).

N° 45 p. 44 Histoire d'un médecin en léthargie, racontée par lui-même (Résurrection).

N° 46 p. 45 Histoire d'une dame de la suite de la princesse de N..... (Résurrection).

N° 47 p. 46 Histoire d'un jeune homme, par le Dr Schnackenberg (Disséqué pendant sa léthargie).

N° 48 p. 46 Histoire d'un jeune homme de Paderborn, par le Dr Schmidt (Mort d'inanition).

N° 49 p. 47 Histoire d'un ivrogne de Bar-le-Duc (Enterré vivant).

N° 50 p. 47 Histoire d'une femme hystérique, par Alexandre Bénédictus (Enterrée vivante).

N° 51 p. 48 Histoire d'un singulier procès porté devant le tribunal de Nantes en 1842 (Résurrection).

N° 52 p. 48 Histoire d'un prétendu mort à l'hôpital de Gex (Résurrection).

N° 53 p. 48 Histoire d'une jeune fille morte d'une frayeur, par le Dr Vigné (Résurrection).

N° 54 p. 49 Histoire de M. B..., de Poitiers. Traité de la mort apparente, par le Dr Vigné, 1841 (Résurrection).

N° 55 p. 50 Histoire d'une dame d'un négociant de Rouen, par le même (Résurrection).

N° 56 p. 50 Histoire d'une femme de 80 ans, par le même (Résurrection).

N° 57 p. 50 Histoire d'un mort à l'hôpital de Liège, en 1853 (Résurrection).

N° 58 p. 52 Histoire d'un sieur F. P..., de Caen, marchand de charbons (Résurrection).

N° 59 p. 53 Histoire d'une dame de Lyon, par le Dr Josat (Résurrection).

N° 60 p. 54 Histoire de M. Joseph de B... (Enterré vivant).

N° 61 p. 54 Histoire de Mme P.... État léthargique par narcotisme, par le Dr Josat (Résurrection).

N° 62 p. 55 Histoire d'une femme épuisée, par le même (Résurrection).

N° 63 p. 56 Histoire de la fille de M. le président d'Olmond, procès de M. de Sézanne et de M. de Saint Alban (Résurrection).

N° 64 p. 57 Histoire d'une femme enterrée vivante.

TABLE DES MATIÈRES

Préface 3

Introduction 7

De la maison mortuaire 11

Des mesures relatives aux autopsies 15

De la législation et des règlements concernant les décès, pour prévenir les inhumations précipitées 16

Des prétendus signes de la mort, tous prônés comme plus ou moins infaillibles, et tous au moins niant la vie mais ne prouvant pas la mort 19

Des différentes maladies qui peuvent prédisposer, occasionner ou simuler la léthargie 20

De la médication et des substances à employer dans les salles de ranimation 21

Des objets qui doivent se trouver dans la salle de ranimation, dans la pharmacie, la salle de bain et la cuisine.... 22

Légendes et histoires de gens brûlés vifs, disséqués ou enterrés pendant leur sommeil léthargique et d'un plus grand nombre de ressuscités à temps, soit accidentellement, soit par une cause fortuite ou des moyens scientifiques 25

Nancy. — Imp. nancéienne, 1, rue de la Pépinière. Dir. : GÉBHART.

www.ingramcontent.com/pod-product-compliance
Ingram Content Group UK Ltd.
Pitfield, Milton Keynes, MK11 3LW, UK
UKHW021002180726
13838UKWH00003B/1421

ESSAI

SUR

L'EMPLOI DE L'EXTENSION CONTINUE

DANS LE

TRAITEMENT DES FRACTURES DU FÉMUR

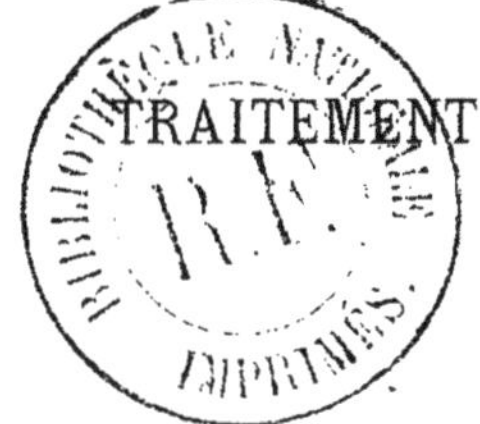

PAR

Paul REGNAULT,
Docteur en médecine de la Faculté de Paris.

PARIS
A. PARENT, IMPRIMEUR DE LA FACULTÉ DE MÉDECINE
RUE MONSIEUR-LE PRINCE, 29 ET 31

1876

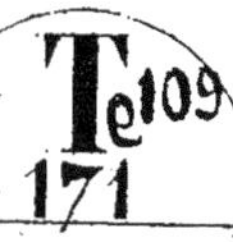